十四五"时期国家重点出版物出版专项规划项目

口疮

中医常见及重大疑难病证专辑文献研究丛书

丛书总主编　王春艳　贾　杨

丛书总主审　张如青

主　编　陈　晖　姜春雷

主　审　马胜民

上海科学技术出版社

图书在版编目（CIP）数据

口疮 / 陈晖，姜春雷主编. -- 上海 : 上海科学技术出版社，2023.1
（中医常见及重大疑难病证专辑文献研究丛书 / 王春艳，贾杨总主编）
ISBN 978-7-5478-5992-6

Ⅰ. ①口… Ⅱ. ①陈… ②姜… Ⅲ. ①口疮－研究 Ⅳ. ①R256.39

中国国家版本馆CIP数据核字(2023)第002351号

本套丛书由上海市进一步加快中医药事业发展三年行动计划(2018—2020)项目"中医常见病证专辑文献研究"〔项目编号：ZY(2018—2020)-CCCX－3001〕资助出版。

口疮

主编　陈　晖　姜春雷

上海世纪出版(集团)有限公司
上海 科 学 技 术 出 版 社　出版、发行
(上海市闵行区号景路 159 弄 A 座 9F－10F)
邮政编码 201101　www.sstp.cn
山东韵杰文化科技有限公司印刷
开本 787×1092　1/16　印张 8.5
字数 130 千字
2023 年 1 月第 1 版　2023 年 1 月第 1 次印刷
ISBN 978 - 7 - 5478 - 5992 - 6/R·2654
定价：52.00 元

本书为"中医常见及重大疑难病证专辑文献研究丛书"中的一种,围绕口疮历代经典古籍文献展开论述。口疮是发生在口腔黏膜的浅表性溃疡。本书包括上、下两篇,上篇为口疮历代文献精粹,包括经典医论、特色方剂、外治法、药膳疗法;下篇为口疮历代名家经验,包括近现代名医医论医话、历代医案。本书旨在从古籍文献中挖掘整理、系统分析历代医家诊治口疮的学术和实践精华,从古籍文献中寻找理论根基和临床实践的源泉。

本书可供中医临床工作者、中医文献研究者、中医院校师生及中医爱好者参考阅读。

内容提要

主　编　陈　晖　姜春雷

主　审　马胜民

本书编委会名单

中医药发展已上升为国家战略，《中华人民共和国中医药法》规定："国家采取措施支持对中医药古籍、著名中医药专家的学术思想和诊疗经验以及民间中医药技术方法的整理、研究和利用。"《中医药事业中长期发展规划(2016—2030)》明确："实施中医药传承工程，全面系统继承历代各家学术理论、流派及学说，全面系统继承当代名老中医药专家学术思想和临床诊疗经验，总结中医优势病种临床基本诊疗规律。"《中共中央 国务院关于促进中医药传承创新发展的意见》指出："挖掘和传承中医药宝库中的精华精髓。加强典籍研究利用，编撰中华医藏，制定中医药典籍、技术和方药名录，建立国家中医药古籍和传统知识数字图书馆。"习近平总书记多次提到要"深入发掘中医药宝库中的精华"，而中医药古籍文献正是这一宝库的真实载体和精华所在。

尤其《中医药"十四五"发展规划》还明确："开展国家中医优势专科建设，以满足重大疑难疾病防治临床需求为导向，做优做强骨伤、肛肠、儿科、皮肤科、妇科、针灸、推拿及脾胃病、心脑血管病、肾病、肿瘤、周围血管病等中医优势专科专病，巩固扩大优势，带动特色发展。制定完善并推广实施一批中医优势病种诊疗方案和临床路径，逐步提高重大疑难疾病诊疗能力和疗效水平。"可见系统开展历代医家诊治各类疑难杂病、常见病的学术思想、临床经验、流派特色的挖掘研究和转化应用已成行业共识，必将迎来一个研究高潮，其中文献研究更是理论策源的根基，不可缺少，至关重要，将中医古今文献的挖掘研究与当代临床实践紧密结合,也必将成为未来中医药事业发展的一条重要路径。

上海市中医文献馆自1956年建馆以来从未间断对历代名医名著的临床经验挖掘研究,本丛书是在既往工作经验基础上,立足于对当代临床常见病及重大疑难病证的古籍文献的系统性、综合性挖掘研究,实乃创新之举。其目标是对历代名家关于当代临床多发病及重大疑难病证的古籍文献进行全方位、系统性归类整理和分析研究。

本丛书从整理挖掘历代中医药文献(包括从中医书籍、期刊、讲义、未刊抄本等)入手,对历代医家的医论医话、经典发微、医史研究、典型医案、临床经验等进行挖掘,对其中的学术观点、有效方剂、用药特色、辨证思维、加减化裁、特色技术、适宜技术等加以挖掘汇聚、分类整理和比较研究。各分册内容大体包括疾病概述、专病病因病机、专病辨证论治、专病特色方药、专病其他特色疗法(针法、灸法、外治法、推拿按摩、民间偏验方、食疗养生方、治未病与康复),以及专病历代名家经验(包括历代名医医论医话、历代名医经典医案)。各分册根据各自特点或增加个性化章节2~3章。

本丛书包括《喘证》《臌胀》《肿瘤》《崩漏》《胎漏胎动不安》《绝经前后诸证》《不寐》《腰痛》《胁肋痛》《青盲》《丹毒》《口疮》《湿疹》《瘾疹》《小儿疳证》《小儿惊风》等内外妇儿伤等各科疾病的16个分册,在当代中医药常见病及重大疑难病证文献研究方面具有代表性,总计300余万字,丛书及各分册主审均为相关领域的文献研究专家与临床专家,有效确保了本丛书的编撰质量。

本丛书承续上海市中医文献馆在建馆之初组织编写的《中医专病专辑》丛书及其在全国产生广泛影响的历史经验,创新编写体例,突出名医—名流—名著—名术—名方—特色方药的经验传承,突出特色诊疗技术和理论创新,与时俱进;利用现代检索等研究手段,聚焦于医家诊疗中具有特色优势的专病诊疗经验,从历代文献中挖掘整理、系统分析提炼临证精华。通过文献研究进行全方位、系统性归类整理和比较研究,从古籍文献中寻找理论根基和临床实践的源泉,力争做到古今文献深度融合、药物和非药物疗法结合、内服外用方药结合、繁简用方用药结合、名医医论医话与典型医案结合、原文和编者按有机结合、文献与临床研究相结合。

作为上海市中医药三年行动计划项目的重要成果,本丛书的研究编写始终坚持研究与传播相结合、项目建设与人才培养结合、馆内外专家结合。以成果为导向,目的是培养一批具有较高学术水平的中医临床文献研究人员和中医临床专家,突破文献馆研究资源的局限,将中医临床文献研究的主编和编委队伍向馆外优秀中医文献研究机构和各大临床机构的骨干专家拓展,通过团结合作有效提升项目的参与度,提高研究成果的质量。

文献是中医药宝库精华的重要传播载体,是挖掘宝库精华的根基所在和理论创新源泉。希望通过本丛书的出版,进一步深化与提升中医药临床文献研究的底蕴和价值,为构筑起一座沟通融合中医文献与临床之间的桥梁做出积极探索。

编　者

2022 年 8 月

一、本系列丛书辑录的文献资料截止到当代。

二、凡是有一定影响和学术价值的，或言之有理而自成一家的，对中医临证治疗有参考价值的文献资料，均依原文录入，其有雷同者则不赘录。

三、本书按照经典论述、特色方剂、外治法、药膳疗法、近现代医家临床经验、历代医案进行分类整理。

四、凡是文字古奥难懂，引用时酌加注释。

五、古籍中唯心、迷信之说不予取录。

六、引用文献由于版本不同，难尽一致，因此，本书将主要引用书目附于书末，以备读者稽考。

七、本书所载犀角等中药材，根据国发〔1993〕39 号、卫药发〔1993〕59 号文，属于禁用之列，均以代用品代替，书中所述犀角等相关内容仅作为文献参考。

目录

口
疮

参考文献

口 · 疮

口疮历代文献精粹

口疮

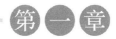

经典医论

第一节 病名概述

口疮是发生在口腔黏膜的浅表性溃疡，一般从米粒大小至黄豆大小，圆形或者卵圆形，具有"黄、红、凹、痛"的临床特征，即溃疡表面覆盖黄色或者白色假膜、周围有红晕带、中央凹陷、疼痛明显。中医学认为，脾开窍于口，舌为心之窍，肾之经络连于舌本，肾之气血与舌相通，足阳明胃经、手阳明大肠经通过经络与口腔相连，血气相贯。因此口腔疾病，特别是口疮、牙痛与心、脾、胃、肠关系十分密切。外感火热邪气、饮食辛辣刺激、忧思恼怒过度、肾阴不足导致火热燔灼肌膜，发为口疮。

口疮的辨证要点是辨虚实与辨部位。溃疡表面色黄、高突，周围红肿明显，伴口臭，舌红苔黄腻，脉滑数多为实证；溃疡表面色白或者暗，中央凹陷，周围红肿不明显，病程较长，伴舌淡红，苔薄白，脉沉弱者多为虚证。溃疡位于舌尖者多属于心火亢盛；溃疡在唇口、颊、口底多为胃肠热盛；溃疡出现与思虑过度或者月经周期相关，多属于肝火；口疮见于更年期女性，伴五心潮热，口干咽燥多为肾阴不足。本病的治疗实则泻火解毒、敛疮止痛，虚则健脾温肾、补气敛疮。《素问·至真要大论》已有"火气内发，上为口糜呕逆"的记载，《诸病源候论·口疮候》亦有"小儿口疮，由血气盛，兼将养过温，心有客热，熏上焦，令口生疮也"的论述，指出心经热盛，发生口疮。西医学的复发性阿弗他溃疡、白塞综合征可参考本病的治疗。

口舌部位出现溃烂面为之标，脏腑失调出现全身症状为之本。在辨证上应掌握标本关系，进行综合分析，以此为基础，确定其治法与方药。如脾胃虚寒证，症见口舌溃烂，标本合参，属脾胃虚寒，湿邪作祟所致。内服理中汤，温中散寒，益气化湿治其本；外吹鹿枯散，温阳化湿治其标。共奏振复脾阳，温通上下与内外，湿邪消除，溃烂愈合之效。

口者，脾之所主，胃与大肠脉之所挟。《经》云：中央黄色，入通于脾，开窍于口,藏精于脾。又云:脾主口,在脏为脾,在窍为口。又云:脾气通于口,脾和则口能知五味矣,此脾之主于口也。又《经》云:胃足阳明之脉,挟口下交承浆。又云:大肠手阳明之脉,挟口交人中,此胃大肠之脉挟于口也。脾热则口甘,肝热则口酸,心热则口苦,肺热则口辛,肾热则口咸,胃热则口淡。(《证治准绳》)

第二节 病因病机

(一)从实论

火气内发,上为口糜。(《素问·至真要大论》)

膀胱移热于小肠,膈肠不便,上为口糜。(《素问·气厥论》)

岁金不及,炎火上行……民病口疮,甚则心痛。
复则寒雨暴至,乃零冰雹霜雪杀物,阴厥且格,阳反上行,头脑户痛,延及囟顶,发热,上应辰星,丹谷不成。民病口疮,甚则心痛。(《素问·气交变大论》)

右关沉实,脾热口甘,洪数则口疮。(《脉诀》卷三)

小儿口疮,由血气盛,兼将养过温,心有客热熏上焦,令口生疮也。
心气通于舌,脾气通于口,热乘心脾,气冲于口与舌,故令口舌生疮也。
小儿口疮由血气盛兼将养过温,心有客热,热熏上焦,故口生疮也。
夫伤寒,冬时发其汗,必吐利,口中烂生疮,以其表里俱热,热不已,毒气熏上焦故也。
手少阴,心之经也,心气通于舌;足太阴,脾之经也,脾气通于口。腑脏热盛,热乘心脾,气冲于口与舌,故令口舌生疮也。
脏腑热盛,热乘心脾,气冲于口与舌,故令口舌生疮也。(《诸病源候论·口舌疮》)

口疮者心脾有热,气冲上焦,熏发口舌故作疮也。(《外台秘要》卷第二)

夫手少阴心之经也,心气通于舌;足太阴脾之经也,脾气通于口;腑有热,乘于心脾,气冲于口与舌,故令口舌生疮也。(《太平圣惠方》卷三十六)

小儿口疮是心脏积热,上发于口故也。(《婴童宝鉴》卷三十四《口疮》)

口舌生疮者,心脾经蕴热所致也;盖口属脾,舌属心,心者火,脾者土,心火积热,传之脾土,二脏俱蓄热毒,不得发散,攻冲上焦,故令口舌之间,生疮肿痛。(《圣济总录·口齿门》)

唇舌焦燥,口破生疮,盖心脾受热所致也。(《仁斋直指方》卷一)

凡口舌生疮,皆上焦热壅所致。(《丹溪心法》卷四《口齿》)

风毒湿热,随其虚处所著,搏于血气,则生疮疡……发于唇里,连两颊生疮者,名曰口疮。(《小儿卫生总微论方·唇口病论》)

口疮上焦实热,中焦虚寒,下焦阴火,各经传变所致,当分别而治之。(《口齿类要·口疮》)

七情所郁,及心经热壅,则舌肿满不得息。心热则舌裂而疮,肝热则舌木而硬,脾热则舌涩而苔,肺热则舌强。热甚则舌燥如锯。舌卷囊缩者不治,厥阴绝也。(《古今医统》卷六十四《舌证门》)

口糜本于湿热。(《医方考》卷五《口齿舌疾门》)

口疮者,三焦火盛也。口舌肿大,或痛裂生疮者,治相同也。(《万病回春》卷五)

夫水谷入胃,浊者入于大肠而成粪,清者渗入于膀胱而为溺。今惟膀胱受热,移于小肠,火气熏蒸,鬲寒而不得小便,则火炎于上,令口生疮而糜烂也。(《增补内经拾遗方论》卷之一)

心属君火,是五脏六腑之火主,故诸经之热,皆应于心。心脉布舌下,若心火炎上,熏蒸于口,则为口舌生疮。脾脉布舌下,若脾热生痰,热涎相搏,从相火上炎,亦生疮者尤多。(《证治准绳》第八册《七窍门下》)

口疮者,脾气凝滞,加之风热而然也。(《寿世保元》卷六)

口糜者,满口生疮溃烂,乃膀胱移热于小肠,膈肠不便,上为口糜,以导赤散去小肠之热,五苓散去膀胱之热,当以二方合服。(《幼幼集成》卷四)

冯楚瞻曰:口疮者,心脾蕴热也。小儿阴气未生,阳热偏盛,又因将养过温,心脾积热,熏蒸于上而成疮。治宜泻心化毒,清凉为主。若月内诸病而口无涎沫者,凶。(《外科选要》卷三)

夫口疮与口糜者,乃心脾气滞,更外感风热所致。(《疡科心得集》卷上)

脾胃湿寒,胆火上炎,而生口疮。(《医学摘粹·杂症要法七窍病类》)

(二) 从虚论

产后口生疮者,心脏虚热。心开窍于口,而主血脉;产则血虚,脏有客热,气上冲胸膈。

发汗下后,表里俱虚,而毒气未尽,熏于上焦,故喉口生疮也。(《诸病源候论·口舌疮候》)

夫热病,发汗吐下之后,表里俱虚,毒气未除,伏热在脏,热毒乘虚攻于心脾,上焦烦壅,头痛咽干,故口舌生疮也。(《太平圣惠方》卷十五)

饮食失节,及劳役形质,阴火乘于坤土之中……皆先由喜、怒、悲、忧、恐为五贼所伤,而后胃气不行,劳役饮食不节,继之则元气乃伤。(《脾胃论·阴病治阳阳病治阴》)

下虚上甚,致口舌生疮。(《证治要诀·口舌》)

口疮,服凉药不愈者,因中焦土虚,且不能食,相火冲上无制。(《丹溪心法》卷六)

或问口疮如何得之……因胃虚谷少,则所胜肾水气上逆而承之,反为寒中,脾胃衰虚之火被迫上炎作为口疮。(《证治准绳》卷三《口齿部》)

口疮连年不愈者,此虚火也。(《景岳全书》卷十六)

胃虚谷少。(《疮疡大全》卷十四《唇口部》)

盖土温则火敛,人多不能知。此所以然者,胃虚食少,肾水之气逆而乘之,则为寒中。脾胃虚衰之火被迫上炎,作为口疮。(《静香楼医案》)

口疮……哺热内热,不时而热,血虚也。发热作渴唾痰,小便频数,肾水亏也。(《口齿类要·口疮二》)

近代戴永生教授结合李东垣阴火论的思想,得出土虚火浮之口疮的病因病机。

(三)虚实夹杂

口疮者,由心脾有热,气冲上焦,熏发口舌,故作疮也。又有胃气弱,谷气少,虚阳上发为口疮者,不可执一而论,当求其所受之本也。(《圣济总录·口舌生疮》)

风毒湿热,随其虚处所着,搏于血气,则生疮疡……若发于唇里,连两颊

生疮者,名曰口疮;若发于口吻两角生疮者,名曰燕口。(《小儿卫生总微论方·唇口病论》)

脉:口舌生疮,脉洪疾速。若见脉虚,中气不足。《经》言:舌乃心之苗,此以窍言也。以部分言之,五脏皆有所属。以症言之,五脏皆以所主。如口舌肿痛,或状如无皮,或发热作渴,为中气虚热;或眼如烟触、体倦少食,或午后益甚,为阴血虚热;若咽痛舌疮、口干足热;日晡益甚,为肾经虚火;若四肢逆冷、恶寒饮食,或痰甚眼赤,为命门火衰;若发热作渴、饮冷便闭,为肠胃实火;若发热恶寒、口干喜汤、食少体倦,为脾经虚热;若舌本作强、腮颊肿痛,为脾经湿热;若痰甚作渴、口舌肿痛,为上焦有热;若思虑过度、口舌生疮、咽喉不利,为脾经血伤火动;若恚怒过度、寒热口苦而舌肿痛,为肝经血伤火动。病因多端,当临时制宜。凡舌肿胀甚,宜先刺舌尖或舌上或边旁,出血泄毒,以救其急。唯舌下廉泉穴,此属肾经,虽宜出血,亦当禁针慎之。(《万病回春》卷五)

口破者,有虚火、实火之分,色淡、色红之别。虚火者,色淡而斑细点,实火者,色红而满口烂斑。(《外科正宗》卷之四)

口舌生疮,固多由上焦之热,治宜清火,然有酒色劳倦过度,脉虚而中气不足者,又非寒凉可治,故虽久用清凉终不见效。此当察其所由,或补心脾,或滋肾水,或以理中汤,或以蜜附子之类反而治之,方可痊愈。此寒热之当辨也。

口苦口酸等症,在《原病式》则皆指为热,谓肝热则口酸,心热则口苦,脾热则口甘,肺热则口辛,肾热则口咸,或口淡者亦胃热也。若据此说,则凡以口之五味悉属火证,绝无虚寒之病矣,岂不谬哉?如口苦者,未必悉由心火,口淡者未必尽因胃热。盖凡以思虑劳倦,色欲过度者,多有口苦舌燥,饮食无味之证,此其咎不在心脾,则在肝肾,心脾虚则肝胆邪溢而为苦,肝肾虚则真阴不足而为燥,即如口淡一证,凡大劳、大泻、大汗、大病之后,皆能令人口淡无味,亦岂皆胃火使然耶?故凡临此者,但察其别无火证火脉,则宜以劳伤作内热而妄用寒凉,此治有不容误也。

口渴、口干大有不同,而人多不能辨。盖渴因火燥有余,干因津液不足,火有余者当以实热论,津液不足者当以阴虚论,二者不分反同冰炭矣。然渴虽云火，而亦有数种当辨者，如实热之渴，火有余也，亡阴之渴，水不足也。故凡于大泻之后，大汗之后，大劳之后，大病之后，新产失血之后，痈疽大溃之后，过食咸味之后，皆能作渴。凡此数者，悉由亡阴亡液，水亏枯涸而然，本非热证，不得误认为火。总之渴而喜冷，脉实便结者，固火证也。其有冷饮入腹则滞沃不行，或口虽作渴而但喜热饮，及脉弱便溏者，皆非火证。矧复有口虽干苦而全然不欲茶汤者，此干也，非渴也，尤属阴虚之候，若作渴治，能无误乎？故治此之法，凡火盛于上者，宜清肺清胃；水亏于下者，宜补脾补肾。若阳虚而阴无以生，气虚而精无以化者，使非水火并济，则何益之有？首卷（《十问》）中有渴论，外科有作渴条，当并察其治法。

口舌之病，有疮者，有臭者，有干有渴者，有为苦为酸而诸味不同者，有重舌、木舌而舌间出血及舌胎舌黑者。在各方书多以口病为热证，然其中亦有似热非热及劳伤无火等证，是不可尽归于热，所当察也。

口舌生疮，固多由上焦之热，治宜清火，然有酒色劳倦过度，脉虚而中气不足者，又非寒凉可治，故虽久用清凉，终不见效，此当察其所由，或补心脾，或滋肾水。〔《景岳全书（杂证谟）》卷二十六《口舌》〕

口甘兼（脉）洪数者，口疮，或为重舌、木舌……夫口舌之为病，或为重舌、木舌，为糜烂生疮之类。《经》云：肝热则口酸，心热则口苦，脾热则口甘，肺热则口辛，肾热则口咸。有口淡者，胃热也。口臭者，乃脏腑臊腐之气蕴积于胸臆之间而生热，冲发于口也。口疮者，脾气凝滞，加之风热而然也。（《寿世保元》卷六）

口糜由阳旺阴虚，膀胱湿水泛溢脾经，湿与热瘀，郁久则化为热，热气熏灼胃口，以致满口糜烂，甚于口疮。（《医宗金鉴·外科》卷上《口部》）

《医论选要》曰：夫口者，脾之窍。诸经多有会于口者，盖五味入口，藏于脾胃，为之运化津液，以养五气，节宣微爽，五脏之气偏胜，由是诸疾生焉。故口疮者，乃脾气凝滞，加之风热，治当清胃泻火。（《外科选要》卷三）

口疮上焦实热，中焦虚寒，下焦阴火，各经传遍所致，当分辨阴阳虚实寒热而治之。（《齐氏医案·口疮》）

龙雷之火,亦能焚焦草木,岂必实热方使口舌生疮乎?盖脾胃气衰,不能按纳,下焦阴火,得以上乘,奔溃肿烂。若一清胃,则中气愈衰,阴火愈炽。温补中、下二焦,使火有所接引而退舍矣。(《医述·杂症汇参》)

《经》曰:膀胱移热于小肠,膈肠不便,上为口糜。亦有因脾胃虚衰之火被逼上炎。(《内科撮要·口糜》)

口疮发生的原因有内因与外因,内因责之于素体积热或阴虚,外因责之于感受外邪。其发病与风热乘脾、心脾积热上熏,或阴虚火旺上攻口舌有关。由于脾开窍于口、舌为心之苗、肾脉连舌本、胃经络齿龈,故本病病变部位在心、脾、胃、肾,病机关键是火邪灼伤口舌。(《脾胃病外治法》)

第三节 临 床 表 现

上应辰星,丹谷不成,民病口疮,甚则心痛。(《素问·气交变大论》)

小儿口糜。戴云:谓满口生疮便是。(《金匮钩玄》卷三《小儿科》)

满口糜烂,色红作痛,甚则腮舌俱肿,联及咽喉,不能饮食。(《保婴易知录》下卷)

齿龈、舌体、两颊、上颚等处出现黄白色溃疡点,大小不等,甚至满口糜烂,疼痛流涎。外感引起者,初起有时可见口腔疱疹,继则破溃成溃疡,常伴发热,颌下淋巴结肿大。发病多与发热疾患或饮食失调有关。血象可见白细胞总数及中性粒细胞增高,或正常。

症见以口颊、上腭、齿龈、口角溃疡为主,甚则满口糜烂,或为疱疹转为溃疡,周围掀红疼痛拒食,烦躁不安,口臭,涎多,小便短黄,大便秘结,或伴发热,咽红,舌红,苔薄黄,脉浮数,指纹浮紫者,属风热乘脾证。治宜疏风散火,清热解毒。症见口腔溃疡或糜烂,以舌边、尖为多,红肿灼热,疼痛较重,心烦不安,叫扰啼哭,面赤唇红,口干欲饮,小便短黄,舌边尖红,苔薄黄,脉细数,指纹紫滞者,属心火上炎。治宜清心凉血,泻火解毒。症见颊内、上颚、唇角、齿龈等处黏膜出现破损溃烂,色白或黄,呈圆形或椭圆形,溃疡较深,大小不一,有的融合成片,甚则满口糜烂,边缘鲜红,灼热疼痛,口臭,涎多黏稠,可兼发热,面赤唇红,烦恼不安,小便短赤,大便秘结,舌质红,舌苔黄,脉数,指纹紫滞者,属脾胃积热。治宜清胃解毒,通腑泻火。症见口腔溃烂,周围色不红或微红,无疼痛或微痛,反复发作或迁延难愈,神疲颧红,手足心热,口干不渴,舌红,苔少或花剥,脉细数,指纹淡紫者,属虚火上炎证。治宜滋阴降火,引火归元。(《脾胃病外治法》)

第四节 辨 证 论 治

凡口疮忌食咸腻及热面、干枣等,宜纯食甜粥,勿食盐菜,三日即瘥。又口中面上生瘜肉,转大,以刀决溃去脓愈。(《千金翼》卷十一《小儿》)

夫大人小儿口疮,唇紧,用酸浆水洗去白痂,临困点绿袍散,如或不愈,贴赴筵散。又不愈,贴铅白霜散则愈。(《儒门事亲》卷四)

口疮一证,形与名不同,故治法亦异。有发于未病之前,有生于已病之后。大抵此疾不拘肥瘦,有血气盛者,又加将养过温,或心脾二经有热,或客热在胃,熏逼上焦,而成其疮,此为实证。宜宣热拔毒,使无炎炽,自然作效。可用当归散,加升麻、干葛、黄芩,水、姜、葱、灯心煎服,及投牛蒡汤、拔毒饮、木通散,点以消黄散。若口内白烂,于舌上口外糜溃,于唇弦疮少而大,不甚为痛,常流清水,此因脾胃虚热上蒸,内已先发,而后形于外,宜百解散疏表;当归散,水、姜、枣煎服,和胃气,理虚热;次投牛蒡汤、三解散,涂以绿袍散立效;饮黄金散,或投天竺黄散、地黄膏。若疮生于口角,是脾有积热,才开口则燥痛,饮食多难,甚至再有外风吹著,便觉折裂,微有清血,谓之燕吻疮。治法同前药饵,轻者用甑盖上炊流汁涂之亦验。有口唇下成小片赤烂,此因饮食腻汁,淋漓不洁,盖以婴儿皮肉脆嫩,浸渍成疮,及有风热乘之,名曰承浆疮。

又谓之疳蚀疮，其所因者一也。治法同前证内药剂。有无故口臭糜溃，而不成疮，或服凉剂，或涂末药，不能疗者，此名元焦。故叔和《脉诀》云：阴数脾热，并口臭，是脾家有虚热，上攻于口，宜服回阳散，儿大者用黑锡丹，早食前新汲井水入盐少许调匀送下。与正元气，及参苓白术散、调元散，服之以立效。饮黄金散，干点溃烂处，或用蒸蜜同熟水调点舌上，令其自化，咽下无妨，诚良法也。仍忌毒物。（《活幼心书》卷中）

口疮服凉药不愈者，因中焦土虚，且不能食，相火冲上无制，用理中汤。人参、白术、甘草补土之虚，干姜散火之标，甚则加附子，或噙官桂亦妙。

口舌生疮皆上焦热壅所致，宜如圣汤（桔梗、甘草、防风、枳壳）等。（《丹溪心法》卷六）

口者脾之窍，唇内应乎脾。

小儿鹅口者，口内白屑满舌上，如鹅之口者，此为胎热，而心脾最甚，重发于口也。当内服凉惊丸，外用鹅口中涎，以绢包手指洗净，以保命散吹之，此亦名口疮。

口疮者，满口赤疮，此因胎禀本厚，养育过温，心脾积热，熏蒸于上，以成口疮。内服凉惊丸，外用地鸡（即扁虫，人家房内砖下多有之）擂水，遍涂疮上，又以一连散敷之。

以上二症，如服凉惊丸不效，洗心散一服如神。

口糜者，满口生疮溃烂，乃膀胱移热于小肠，膈肠不便，上为口糜。以导赤散去小肠热，五苓散去膀胱热，当以导赤散调五苓散主之。

口疮服凉药不效，乃肝脾气不足，虚火泛上而无制，用理中汤治之，外用官桂末吹之。

吐泻后，口生疮者，亦是虚火。理中汤主之。

小儿鹅口、口疮、重腭，不能吮乳，咽喉肿塞者，用青黛散。

青黛散

青黛二钱，黄连、黄柏各五钱，牙硝一钱，辰砂一钱，雄黄、硼砂、牛黄各五分，脑子一分。

共为细末,先以薄荷汁拭口,后擦药入口,每用二分半。

小儿心脾积热,唇口舌上生疮,白为鹅口屑浮霜,赤者石榴子样。上下口唇破裂,令儿乳食难尝,洗心凉膈是奇方,搽洗各宜停当。(《万氏秘传片玉心书》卷之五)

口舌生疮、咽喉肿痛、燥渴便闭,此三焦实热也。用凉膈散加减,频频噙咽,不可频服,恐上热未除,中寒复生,变症莫测也(方见火证)。

口舌生疮,发热恶寒,劳则体倦,不思饮食,此中焦虚热也。用补中益气汤加麦门、五味(方见补益)。

口舌生疮,口干饮汤不食,乃胃气虚而不能化生津液也。用七味白术散(方见小儿吐泻)。

口舌生疮,饮食不思、大便不实,中气虚也,人参理中汤;若手足逆冷腹痛,中气虚寒也,加附子(方见中寒)。

口舌生疮糜烂,或晡热内热,脉数无力,此血虚而有火也。用四物汤加白术、茯苓、麦门、五味、牡丹、黄柏、知母(方见补益)。

口舌生疮、食少便滑、面黄肢冷,火衰土虚也,用八味丸(方见补益)。

口舌生疮,日晡发热、作渴、唾痰、小便频数,肾水亏损、下焦阴火也,加减八味丸;若热来复去,昼见夜伏、夜见昼伏,不时而动,或无定处,或从脚下起,乃无根之火也,亦宜此丸;更以附子末,唾津调搽涌泉穴。若概用寒凉,损伤生气,为疾匪轻。

口臭牙龈赤烂、腿肢痿软,或口咸,此肾经虚热,用六味丸(方见补益)。(《万病回春》卷五)

东垣云:好饮酒人多有此疾。易老用五苓散、导赤散相合服之,神效。《经》云:少阳之复,火气内发,上为口糜。治以苦寒,胡黄连散、必效散,皆苦寒之剂,以辛温佐之。口糜,野蔷薇根煎汤漱之良。有二:一曰热。《经》云:少阳司天,火气下临,肺气上从,口疡是也。二曰寒。《经》云:岁金不及,炎火乃行,复则寒雨暴至,阴厥且格,阳反上行,病口疮是也。或问口疮如何得之?曰:《经》云膀胱移热于小肠,膈肠不便,上为口糜。盖小肠者,心之府也。此举由邪热之端耳。心属君火,是五脏六腑之火主,故诸经之热皆应于心。心脉布舌上，若心火炎上，熏蒸于口，则为口舌生疮。脾脉布舌下，若脾热生痰，热涎相搏，从相火上炎，亦生疮者尤多。二者之病，诸寒凉剂皆可治。但有涎者，兼取其涎。然则有用理中汤加附子以治者，又何如？曰：夫火有虚实，因诸经有热而动者谓之实，无热而动者谓之虚。实则正治，寒凉之剂是也。虚则从治，如此用温热是也。理中汤者，因胃虚谷少，则所胜肾水之气逆而承之，反为寒中，脾胃衰虚之火被迫炎上作为口疮，故用参、术、甘草补其土，姜、附散其寒，则火得所助，接引其退舍矣。《圣济总录》有谓元脏虚冷上攻口疮者，用巴戟、白芷、高良姜末，猪腰煨服。又有用丁香、胡椒、松脂、细辛末，苏木汤调涂疮上。及不任食者，用当归、附子、白蜜含咽者。有用生附涂脚心者。有用吴茱萸末，醋熬膏，入生地龙末，涂两足心者。若此之类，皆是治龙火。按寒水上迫，心肺之阳不得下降，故用温热之剂，或散于上，或散于下，或从阴随阳，所攸利者也。胃中有热，脉洪大，宜服凉膈散、甘桔汤加芩、三补丸、金花丸，漱以黄连升麻汤，敷以绿袍散、蜜柏散。丹溪用西瓜浆水徐徐饮之，如无以皮烧灰噙之，外用细辛、黄柏末掺，取涎。胡氏方，以好墨研蝼蛄极细，敷之立效。按此治膀胱移热于小肠者之正剂也。盖蝼蛄专走小肠膀胱，而通利膈肠者，因力峻气猛，阴虚气上致疮者，戒勿用。唯体实有热在上焦者，宜之。张子和治一男子病口疮数年，上至口中至咽嗌，下至胃脘皆痛，不敢食热物。一涌一泄一汗，十去其九，次服黄连解毒汤，十余日皆释（以上治实热）。

服凉药不愈者，此酒色过度，劳役不睡，舌上光滑而无皮，或因忧思损伤中气，虚火泛上无制，用理中汤，甚者加附子，或官桂噙之。薛新甫云：口疮，上焦实热，中焦虚寒，下焦阴火，各经传变所致，当分别治之。如发热作渴饮冷，实热也，轻则用补中益气汤，重则用六君子汤。饮食少思，大便不实，中气虚也，用人参理中汤。手足逆冷，肚腹作痛，中气虚寒也，用附子理中汤。晡热内热，不时而热，血虚也，用八物加丹皮、五味、麦门冬。发热作渴唾痰，小便频数，肾水亏也，用加减八味丸。食少便滑，面黄肢冷，火衰土虚也，用八味丸。日晡发热，或从腹起，阴虚也，用四物、参、术、五味、麦门。不应，用加减八味丸。若热来复去，昼见夜伏，夜见昼伏，不时而动，或无定处，或从脚起，乃无根之火也，亦用前丸，及十全大补加麦门、五味，更以附子末，唾津调搽涌泉穴。若概用寒凉损伤生气，为害匪轻（以上治虚火）。

治少阴口疮，半夏散。声绝不出者，是寒遏绝阳气不伸。半夏制一两，桂、乌头各一字，同煎一盏，分二服。治太阴口疮，甘矾散。以甘草二寸，白矾栗子大，含化咽津。治赤口疮，乳香散。以乳香、没药各一钱，白矾半钱，铜绿少许，研为末，掺之。治白口疮，没药散。以乳香、没药、雄黄各一钱，轻粉半钱，巴豆霜少许，为末掺之。口疮久不愈，以五倍末搽之，或煎汤漱，或煎汤泡白矾，或胆矾漱。盖酸能收敛。戴复庵云：下虚上盛，致口舌生疮，若用镇坠之药，以降气汤，或盐水下养正丹，或黑锡丹，仍于临卧热汤洗足，炒拣净吴茱萸，小撮拭足了，便乘炒热置足心，用绢片扎之，男左女右。

《难经》云：心主五臭，入肺为腥臭，此其一也。因洪饮大热之气所伤，从心火刑于肺金，以桑白皮、地骨皮苦微寒，降肺中伏火而补气为君；以黄芩、知母苦寒，治气腥臭，清利肺气为臣；肺欲收，急食酸以收之，五味子酸温，以收肺气，麦门冬苦寒，治涕唾稠黏，口苦干燥为佐；桔梗辛温，体轻浮，治痰逆，利咽膈为使也。（《证治准绳·杂症》）

如手足冷，肚腹作痛，大便不实，饮食少思口疮者，中焦虚寒也，附子理中汤主之。如食少便滑，面黄肢冷，火衰土虚也，八味丸主之。

口疮者，脾气凝滞，加之风热而然也，治当以清胃泻火汤主之，此正治之法也。如服凉药不已者，乃上焦虚热，中焦虚寒，下焦虚火，各经传变所致，当分别而治之。（《寿世保元》卷六《口舌》）

口疮，上焦实热，中焦虚寒，下焦阴火，各经传变所致，当分别而治之。如发热，作渴饮冷，此实热也，轻则用补中益气，重则用六君子汤。饮食少思，大便不实，此中气虚也，用人参理中汤。手足逆冷，肚腹作痛，此中气虚寒，用附子理中汤。晡热，内热，不时而热，此血虚也，用八物加丹皮、五味、麦冬。发热，作渴，唾痰，小便频数，此肾水虚也，用八味丸。日晡发热，或从小腹起，阴虚也，用四物、参、术、五味、麦门；不应，用加减八味丸。若热来复去，昼见夜伏，夜见昼伏，不时而动，或无定处，或从脚起，乃无根火也，亦用前丸，及十全大补加麦门、五味，更以附子末，唾津调抹涌泉穴。若概用寒凉，损伤生气，为害匪轻。

或问虚寒何以能生口疮，而反用附子理中耶？盖因胃虚谷少，则所胜者肾水之气逆而承之，反为寒中，脾胃衰虚之火，被迫炎上，作为口疮。《经》曰"岁金不及，炎火乃行。复则寒雨暴至，阴厥乃格，阳反上行，民病口疮"是也。故用参、术、草补其土，姜、附散其寒则火得所助，接引而退舍矣。

有元脏虚冷、上攻口舌者，用巴戟、白芷、高良姜末，猪腰煨服；又有用丁香、胡椒、松脂、细辛末，苏木汤调涂舌上；有用当归、附子、蜜炙含咽。若此之类，皆治龙火上迫，心肺之阳不得下降，故用此以引火归原也。(《医贯》卷之五)

口疮口苦，凡三焦内热等证，宜甘露饮、徙薪饮主之。火之甚者，宜凉膈散、玄参散主之。若胃火盛者，宜竹叶石膏汤、三黄丸之类主之。若心火肝火之属，宜泻心汤、龙胆泻肝汤之类主之。多酒湿热口糜，宜导赤散、大分清饮、五苓散之类主之。若劳伤心脾兼火者，宜二阴煎、清心莲子饮之类主之。若思虑谋为不遂，肝胆虚而口苦者，宜七福饮、理阴煎，或五君子煎之类主之。兼火者，以黄芩、龙胆草之类随宜佐之。凡口疮六脉虚弱，或久用寒凉不效者，必系无根虚火，宜理阴煎、理中汤之类反治之，或用官桂噙咽亦可。

外治口疮敷药，阴阳散、绿云散、细辛黄柏散、白蚕黄柏散，皆可选用，或临卧时以川黄柏含口过宿亦妙。若口舌生疮糜烂者，宜冰玉散主之；疳烂者，冰白散。

口臭由于胃火者，宜清胃饮、升麻黄连丸，或竹叶石膏汤加香薷主之，或《千金》口臭方，皆可内清其火。此外，如丁香丸、《圣惠》口齿方、福建香茶饼之类，亦可暂解其秽。

舌苔舌黑，虽云火证，然实火、虚火皆能为之。凡治此者，但当察脉证，以虚实为主，而再以辨色之法参之，庶可无误。盖实热之黑，必兼红紫干渴，或多芒刺。若沉黑少红而带润滑者，本非实热证也。若其六脉细弱而形困气倦，则又最为虚候，是必寒水乘心，火不归原之病，此不救本，而但知治标，则万无一生矣。此之治法，凡里热未甚而表散有未解者，宜柴胡诸饮之类以解其表。里邪热甚者，宜凉膈散、犀角地黄汤之类以清其内。此治实热之法也。若阴虚火盛而兼有表邪未解者，宜补阴益气煎之类，兼表里而治之。若形气病气俱不足，寒水乘心而虚阳不敛者，必用理阴煎、理中汤，或大补元煎之类以单救其里，自可保其无虞。此治虚火之法也。若舌有白苔，语言謇涩者，以薄荷、白蜜同姜片蘸而揩擦之。外伤寒门，仍有辨舌正条，当与本门参阅。

舌上无故出血者，谓之舌衄，此心火之溢也，宜金花煎、圣金散、黄柏散主之，或用《千金》口臭方亦妙。

重舌、木舌，以舌下肿出如舌，故曰重舌，又谓之子舌；忽肿木而硬者，谓之木舌，皆上焦热壅故也。惟宜砭针刺去其血为上策，及内服清胃降火之剂自愈。若舌忽肿起如猪胞，或硬如木石，不能出声，胀满塞口，则闭闷杀人，但看舌下有如蝼蛄，或如卧蚕者，急于肿突处砭去其血，仍用釜底煤不拘多少，以盐醋调厚敷之，或用井花水调敷亦可，脱去更敷。如不甚者，单以此敷之亦愈。

《正传》治舌肿大塞口，不通饮食，《经验方》用真蒲黄一味，频刷舌上，其肿自退。若能咽药，即以黄连一味，煎浓汁细细呷之，以泻心经之火则愈。

《医统》治一人舌肿满口，诸药不效，以梅花、冰片为末敷之即消。

口舌生疮，固多由上焦之热，治宜清火，然有酒色劳倦过度，脉虚而中气不足者，又非寒凉可治，故虽久用清凉终不见效。此当察其所由，或补心脾，或滋肾水，或以理中汤，或以蜜附子之类反而治之，方可全愈。此寒热之当辨也。（《景岳全书·杂证谟》）

口疮属热，但有虚实不等。有因乳母，吃动火热物，小孩感受而生者。有小孩过伤饮食，动湿热而生者。药宜清凉。有病后湿热上蒸而生者，虽系内热，有因虚火上炎者，甚有气虚胃火盛而成牙疳者，最难于用药。若以清凉治之，又与本病虚怯碍手，必量酌药饵。近有治口疮者，药内又兼消导，此则为害不浅矣，当慎之。

内热生口疮，或牙根舌肿者，宜用连翘汤，兼服犀角丸。

连翘，僵蚕，陈皮，甘草，桔梗，黄芩，丹皮或加黄连，白水煎。

病后虚热，生口疮者，宜用调中汤。

生黄芪，白僵蚕，甘草，当归，白茯苓，扁豆（炒），白芍（炒），苡仁，连翘。白水煎。（《幼科直言》卷五）

王肯堂治许少薇口糜，谓非干姜不愈，卒如其言。又从子懋镐，亦患此，势甚危急，欲饮冷水，与人参、白术、干姜各二钱，茯苓、甘草各一钱，煎成冷饮,日数服,乃已。盖土温则火敛,人多不能知。此所以然者,胃虚食少,肾水之气逆而乘之,则为寒中,脾胃虚衰之火被迫上炎,作为口疮。其症饮食少思,大便不实,或手足逆冷,肚腹作痛是也。(《医学读书记·续记》)

口疮,上焦实热,中焦虚寒,下焦阴火。中焦何以必定虚寒,岂无脾胃实火者。下焦何以必定阴火,岂无虚寒而逼阳于上者。各经传变所致,当分别而治之。如发热作渴饮冷,此实热也,轻则用补中益气,实热反用升补。重则用六君子汤。实热而至发热作渴,反用参、术、橘、半,是何肺肠?饮食少思,大便不实,此中气虚也。亦有邪火作泻者,用人参理中汤。大热大补之药用于口疮之证,其不变为危险者亦鲜矣。手足逆冷,肚腹作痛,此中气虚寒,用附子理中汤。此是口疮兼证,或是口疮本证。兼证者,因口疮误治,酿成此等败证也。本证者,本有虚寒之证,逼火而成疮也。此则不治疮而治本,不可以此为治口疮之方也。且口疮治法多端,岂寒热虚实四字所能尽。晡热,内热,不时而热,此血虚也,用八物加丹皮、五味、麦冬。发热岂宜用五味。发热作渴唾痰,小便频数,此肾水虚也,用八味丸。作渴吐痰何得用八味?且小便数,亦不尽属虚寒也。日晡发热,或从少腹起,阴虚也,用四物、参、术、五味、麦冬。不应,用加减八味丸。口疮而日晡发热,则属阳明矣。以上两方皆不合。且四物汤加入参、术,杂乱无章,非治口疮之法。又不应而忽改作八味丸,则是以人试药矣。按:"不应"二字,出之《薛氏医案》。薛氏治病,每云某病,余投某药不应,又改某药,又不应,乃曰:然则非此病矣,又换某药数十剂而愈。如此极多,明明是以药试病矣。幸而天命未绝,能待换方而愈。岂无不应之时,不及换方而死,且再换一方仍不应而致死者,岂少哉?盖能凿凿审为何病,犹恐药力不至,不能有功。况全然相反,以药试之耶?医案俚鄙庸陋,游移恍惚,至薛而极。后人犹奉为模范,何愚之甚也。或问:虚寒何以能生口疮,而反用附子理中耶?盖因胃虚谷少,则所胜者,肾水之气,寒亦何必肾水之气,或因他脏,或因本脏,上盛则下虚,上热则下寒,无一定也。逆而承之,反为寒中,脾胃衰虚之火,被迫炎上,作为口疮。《经》曰:岁金不及,炎火乃行,复则寒雨暴至,阴厥乃格,阳反上行,民病口疮是也。故用参、术、甘草补其土,姜、附散其寒,既成疮则火已凝结,不先散解降纳,而惟峻补助火,安有不危者乎?则火得所助,接引而退舍矣。(《医贯砭》卷下)

此证由阳旺阴虚,膀胱湿水泛溢脾经,湿与热瘀,郁久则热,热气熏蒸胃口,以致满口糜烂,甚于口疮,色红作痛,甚则连及咽喉,不能饮食。初起宜服导赤汤。口臭、泻泄脾虚湿者,宜服连理汤;糜烂延及咽喉,日轻夜重者,服少阴甘桔汤,便秘者服凉膈散。外俱以姜柏散搽之有效。(《医宗金鉴》卷六十五)

口疮者,满口赤烂,此因胎禀本厚,养育过温,心脾积热,熏蒸于上,以成口疮。内服沆瀣丹,外以地鸡擂水搽疮上。口糜者,满口生疮溃烂,乃膀胱移热于小肠,膈肠不便,上为口糜。以导赤散去小肠之热,五苓散去膀胱之热,当以二方合服。口疮服凉药不效,乃肝脾之气不足,虚火泛上而无制,宜理中汤收其浮游之火,外以上桂末吹之。若吐泻后口中生疮,亦是虚火,理中汤。昧者以为口疮悉为实热,概用寒凉,必不救。(《幼幼集成·口疮证治》)

口舌生疮,其候有二。一者心胃有热,气冲上焦,熏发口舌。其症口臭作渴,发热饮冷是也。《外台》含煎主之。一者胃虚食少,肾水之气逆而承之,则为寒中。脾胃虚衰之火,被迫上炎,作为口疮。其症饮食少思,大便不实,或手足逆冷,肚腹作痛。《经》曰:岁金不及,炎火乃行,复则寒雨暴至,厥阴乃格,阳反上行,民病口疮是也。宜附子理中汤,参、术、甘草补其中,干姜、附子散其寒,使土温则火自敛也。

《外台》含煎 升麻、大青、射干各三两,苦竹叶、栀子、黄柏各一升,蜜八合,生地汁、生元参汁各五合,干者二两,蔷薇根白皮五两。

上以水六升,煎服二升,去滓,入生地、蜜等同煎如饴,细细含之,瘥止。《外台》云:蔷薇根、角蒿,为口疮之神药。

黄连膏《圣济》 黄连三两,猪脂一斤,白蜜四两,羊髓(研)二两。

上以慢火煎猪脂,取油去滓,入黄连又煎令黑色,下羊髓令化,以绵滤去滓,入蜜更煎成膏,瓷合盛,每含一枣大,日三五度,咽津不妨。

附子理中汤

生姜煎 生姜汁一盏,白蜜三两。

同煎十沸,瓷瓶盛,时时以热水调一匙,含咽之。

【按】《圣济》论口疮,有实有虚,实则清之,虚则温之,最为明晰。然二者之外，又有肾虚火动一症。而肾虚之候，又有二端，一者肾脏阴虚，阳无所附，而游行于上者，宜六味之属，壮水敛火；一者肾脏内寒，阳气不安其宅，而飞越于上者，宜七味、八味之属，温脏敛阳也。虽有元脏阴火上攻口舌之说，乃用巴戟、白芷、良姜等味，殊未妥协，惟附子蜜炙含咽瘥，为可耳。

《集简》方　治口舌生疮。

溺桶垽七分，枯矾三分。

二味研习敷之，有涎拭去之，数次即愈。（《金匮翼》卷五）

口疮，有虚火实火之分。虚火者，色淡红，满口白斑微点，甚者陷露龟纹，脉虚不渴，此因思虑太过，多醒少睡，以致心肾不交，虚火上炎，宜服四物汤加黄柏、知母、丹皮，少佐肉桂以为引导，从治之法也，外以柳花散搽之。实火者，色艳红，满口烂斑，甚者腮舌俱肿，脉实口干，此因过食膏粱厚味，醇酒炙煿，以致心、脾实火妄动，宜服凉膈散，外搽赴筵散，吐涎则效。（《医宗金鉴·外科心法要诀》）

脏腑积热则口糜……中焦气不足，虚火上泛，亦口糜，或服凉药不效（宜理中汤）。（《杂病源流犀烛》卷二十三）

申斗垣曰：口疳，是湿热在于胃口。盖口乃脾之窍，若不早治，恐蚀其口唇腮颊则凶。

口疳　橄榄核一两，儿茶五钱，冰片二分。研细，搽之，三次全愈。

又方　甘蔗皮，烧研，搽，甚效。

腮肿及口疳难痊　半夏、香附（各等分）。

用鸡子清共捣如泥，左病贴右涌泉穴，右病贴左涌泉穴，贴之即瘥。

冯楚瞻曰：满口生疮者，名曰口糜。若白细点子生于上腭者，名曰七星疮也。总不外乎心肺胃三经之蕴热，随所经而清利之。间有泄泻，脾元衰弱，不能按纳下焦阴火，是以上乘为口疮糜烂者，不可误投凉剂，宜用六君子、理中汤之类。《医论选要》曰：口臭者，乃脏腑腥腐之气，蕴积于胸臆之间，而生热冲发于口也。窦汉卿曰：病人瘥后，口中臭，腹中绞痛者，皆因热毒积于脾家，急用苏子降气汤服之。（《外科选要》卷三）

《医论选要》曰：夫口者，脾之窍。诸经多有会于口者，盖五味入口，藏于脾胃，为之运化津液，以养五气，节宣微爽，五脏之气偏胜，由是诸疾生焉。故口疮者，乃脾气凝滞，加之风热，治当清胃泻火。

冯楚瞻曰：口疮者，心脾蕴热也。小儿阴气未生，阳热偏盛，又因将养过温，心脾积热，薰蒸于上而成疮。治宜泻心化毒，清凉为主。若月内诸病而口无涎沫者，凶。

又曰：凡口舌生疮，初起不可便用凉药敷掺，恐寒凝不散，内溃奔走，久而难愈。必先用辛轻升散，而后清凉，使郁火达外，再视其所因而治之。更有中气不足，脾胃虚衰，不能敛纳下焦，阴火被逼上炎，以致虚阳口疮，丹溪所谓劳役过度，虚火上炎，游行无制，舌被口疮，当从理中汤加附子治之。若作实热，误投凉药，则害又不止口疮矣。

又曰：口疮者，上焦实热，中焦虚寒，下焦阴火，各经传变所致，当分别治之。如发热口渴饮冷，实火也，轻则用补中益气，重则用六君子汤。饮食少思，大便不实，中气虚也，用人参理中汤。手足逆冷，肚腹作痛，中气虚寒，用附子理中汤。晡热内热，不时而热，血虚也，用八物汤加丹皮、五味、麦冬。发热作渴吐痰，小便频数，肾水虚也，用八味丸。日晡发热，或热从小腹起，阴虚也，用四物、参、术、五味、麦冬，不应，则用加减八味丸。若热来复去，昼见夜伏，夜见昼伏，不时而动，或无定处，或从脚起，乃无根之火也，亦用前丸及十全大补加麦冬、五味，更以附子末，唾津调抹涌泉穴。若概用寒凉，损伤生气，为害非浅。或问虚寒何以生口疮，而反用附子理中耶？盖因胃虚谷少，则所胜者，肾也，水气之逆而乘之，反为中寒，脾胃衰微之火，被迫炎上，作为口疮。《经》曰岁金不及，炎火乃行，复则寒雨暴至，阴厥乃格，阳反上行，民病口疮是也。故用参术甘草补其土，姜附散其寒，火得所助，则接引退舍矣。

一切口疮 鸡内金，烧灰，敷之立效。

又方 黄柏（蜜炙赤）一两，青黛一分。研末频掺。

口疮，并治喉癣、喉痛闭塞 凤凰衣（即哺鸡蛋壳内衣，微火焙黄），橄榄核（瓦上焙，存性），孩儿茶各等分。共乳细，每药一钱，加冰片五厘。口疮、口疳，搽患处。喉症，吹入，即能进饮食。

大人小儿口疮，久治不效 附子，为末，醋调，男左女右贴脚心。（《外科选要》卷三）

口疮者,心脾郁热,治宜清凉。更有脾气不足,不能按纳下焦阴火,治宜附子理中汤(方载十六内)之属,冷服。至于喉肿,有阴毒、阳毒:阳毒者,是火上冲,面赤脉洪,或有脓血,治宜清肺化毒;阴毒者,四肢冷而脉沉细,以寒积于肺,极而生热,宜引火归源。

清心理脾汤(新) 治实火上炎,口舌糜烂,便燥尿赤,脉洪有力。

黄连一钱,黄芩钱半,黄柏、甘草、干葛各一钱,栀子八分,连翘一钱,生地钱半,大黄(酒炒)二钱。

水煎服。或加升麻八分。

清肺化毒汤(新) 治阳毒喉肿,或疮痈脓血,便结脉实。

甘草钱半,桔梗、苦参、大黄各二钱,黄连钱半,黄柏一钱,连翘(去心)、知母各钱半,麦冬一钱二分,牛蒡子一钱,荆芥八分,白芷一钱,山豆根一钱。

水煎服。如大便实者,加芒硝一二钱,或加升麻八分。

附子理中汤 治阴毒喉肿,四肢冷,六脉细,寒极生热。但便溏尿清,知非热也,速宜救阳,用此方冷服(方载十六内)。即八味亦可。(《罗氏会约医镜》卷四)

夫口疮与口糜者,乃心脾气滞,更外感风热所致。初起不可便用凉药敷掺,恐寒凝不散,内溃奔走,久而难愈。必先用辛轻升散,而后清凉,使郁火达外,再视其所因而治之。若脉实口干,满口色红,而烂斑甚者,此实火也,以凉膈散主之。若脉虚不渴,口内色淡而白斑细点,此因思烦太甚,多醒少睡,虚火上攻,宜以知柏四物汤加丹皮、肉桂治之。更有脾元衰弱,中气不足,不能按纳下焦阴火,是以上乘而为口疮糜烂者,丹溪所谓劳役过度,虚火上炎,游行无制,舌破口疮是也,又当从理中汤加附子治之;若作实热,误投凉药,则必致害矣。又小儿生此证者,以阴气未生,阳气偏盛,又因将养过温,心脾积热,熏蒸于上而发,治宜泻心化毒清凉为主;若月内诸病,而口无涎沫者凶。(《疡科心得集》卷上)

口疮,上焦实热,中焦虚寒,下焦阴火,各经传变所致,当分辨阴阳、虚实、寒热而治之。若发热作渴饮冷,实热也,轻则用补中益气汤,重则六君子汤;饮食少思,大便不实,中气虚也,用人参理中汤;口晡热,内热不时而热,血虚也,用八物汤加丹皮、五味子、麦冬;发热作渴,唾痰,小便频数,肾水虚也,用八味地黄丸;若日晡发热,或从小腹起,阴虚也,用四物、参、术、五味子、麦冬,不应,用加减八味地黄丸。若热来复去,昼见夜伏,夜见昼伏,不时而动,或无定处,或从脚起,乃无根之火也,亦用前方八味丸及十全大补汤加麦、味,更以生附子末,唾津调抹涌泉穴。若概用寒凉,损伤生气,为害匪轻。

或问虚寒何以能生口疮,而用附子理中耶?盖因胃虚谷少,所胜者,肾水之气逆而承之,反为寒中,脾胃虚衰之火被迫炎上,作为口疮。《经》曰:岁金不及,炎火乃行,复则寒雨暴至,阴厥乃格,阳反上行,民病口疮是也。故用参、术、甘草补其土,姜、附散其寒,则火得所助,接引而退矣。

按《圣济总录》有元脏虚冷,上攻口疮者,用巴戟、白芷、高良姜末,猪腰煨服。又有用丁香、胡椒、松脂、细辛末,苏木汤调涂舌上。有用当归、附子,蜜炙含咽。皆治龙火上迫,心肺之阳不得下降,故用此以引火归原也。

岐伯制方

岐伯曰:口舌生疮,乃心火郁热。舌乃心苗,故病先见。方用:川黄连三钱,石菖蒲一钱。水煎服,一剂即愈。

此方不奇在黄连,而奇在菖蒲,菖蒲引入心经之药。黄连亦入心经,然未免肝胆亦入,未若菖蒲之单入心经也。况不杂以各经之品,孤军深入,又何疑哉?此所以奏功如响也。倘不知用药神机,又混之以肝脾之药,虽亦有效,终不能捷如桴鼓。此治心热之妙法也。(《齐氏医案》)

黄连,寒,微寒。疗口疮。檗木,寒。主口疮。龙胆,寒,大寒。升麻,平,微寒。喉痛口疮。大青,大寒。疗时气头痛,大热口疮。苦竹叶,大寒。疗口疮。石蜜,平,微温。主口疮。酪,寒。酥,寒。利大肠,主口疮。豉,寒。

《药对》干地黄,平。

题作口疮,于《千金·七窍门》实该口舌唇三者。若《外台秘要》之紧唇、沈唇疮、烂口疮、口吻疮、舌本缩、舌上疮,皆应隶此。乃检其所主之方,所用之药,较是何啻倍蓰,而以此寥寥数味者昭列于篇,毋乃不徧不该欤?而不知彼倍蓰之方之药,有不能不于此取裁者。盖心主舌,脾主口。心者外阳内阴,脾者体静用动,故口之与舌,其开阖转掉,咸在津唾之常承,则其为病,非患于津唾之不足承,必患于津唾中挟有热。是以两书中方法虽多,然每方中必有是篇一二味者十居七八。篇中所载仅十一味,分而言之,入水以清火者六,入阳以泽阴者五。观其命意所在,犹当以火因湿而生(黄连),火因湿而附(黄柏),火不羁于水中(龙胆),水抑遏于火上(升麻),火附水以外发,则充其水而使之毕发(大青),水迫火以上升,则解其火而使之开散(竹叶),而或泽其上(酪),或泽其中(蜜),或泽其下(酥),或解其纠结而津自行(豉),或濡其矿顽而阴自复(地黄),莫不秩然有序,界划攸分。不特可为一病之规模,并可觇凡病之取裁矣。然其治水中之火,多注意于脏;治阴不承阳,反注意于府。一若府当补,脏当泄者,不几与凡病之脏病多虚,府病多实者,适相戾欤?夫脏者藏精气而不泄,府者传化物而不藏,惟其藏,故火得与津偕藏,其治非泄也,乃剔去津中火耳。惟其泻,故津背火而自泻,其治非补也,乃益津以配火耳。是故以津而言,则脏实而府虚;以火而言,则府实而脏虚,仅与伤寒之少阴证、阳明证同一例也。独其火或搏于津,津或违于火,所以不为他重病而仅仅口疮,是当深研其义,得其所以然,则变换在手,万化生心矣。(《本经序疏要》卷五)

口疮上焦实热,中焦虚寒,下焦阴火,各经传变所致,当分别而治之。如发热作渴饮冷,实热也,轻则用补中益气汤,重则用六君子汤。饮食少思,大便不实,中气虚也,用人参理中汤。手足逆冷,肚腹作痛,中气虚寒也,用附子理中汤。晡热内热,不时而热,血虚也,用八物加丹皮、五味、麦门。发热作渴,唾痰,小便频数,肾水亏也,用加减八味丸。食少便滑,面黄肢冷,火衰土虚也,用八味丸。日晡发热,或从腹起,阴虚也,用四物、参、术、五味、麦门。不应,用加减八味丸。若热来复去,昼见夜伏,夜见昼伏,不时而动,或无定处,或从脚起,乃无根之火也,亦用前丸及十全大补加麦门、五味,更以附子末,唾津调搽涌泉穴。若概用寒凉,损伤生气,为害匪轻。(《口齿类要·口疮(二)》)

脾土之气,上通于口,脾有所伤,口病作焉。是故治口之病,不能不求其故于脾矣,而亦未可概论也。有因外伤者,有因内生者,岂得拘泥从治哉。彼夫满口赤烂,乃口疮也,其故在脾乎?实由奉养过温,或多着焙燥衣裳,积热薰蒸,有以致之耳。治法宜内服沉漼丹,外用地风擂水搽之。满口白屑如刺者,乃鹅口疮也,治宜以保命散吹之,内仍服沉漼丹。若生疮溃烂而痛,是谓之口糜,此因膀胱积热移于小肠,治宜导赤散合五苓散。若蒸热如火,反畏寒水,投凉药不效,此因肝脾不足,虚火上升,治宜理中汤。有上腭肿悬痈者,治宜以针刺之,使去恶血,而后服沆瀣丹,吹以碧雪散,其效如神。又有脾虚中气不足,致口频撮者,是宜补脾,须进异功散。若面青多哭而口撮者,此阴寒之故,治宜用理中汤以温之。若两颐流涎,是脾胃之寒,治宜温脾丹。有急欲吮乳而口难吮者,是必舌硬,乃脾热之故,治宜泻黄散主之。此治口之大略也。治口疮破烂,并治咽喉、喉癣、喉痛,用凤凰衣,微火炙黄,橄榄烧存性,儿茶共为末,加冰片少许,研匀。口疮搽患处,喉痛吹之,即进食。口疮久不愈,虚火也,用生附子一个,切焙为末,醋和作饼,男左女右,贴脚心,引火下行自愈。(《金匮启钥·幼科卷二》)

《金鉴》载口糜泄泻一症,为古书所无,其症上发口糜,下泻即止,泄泻方止,口糜即生,谓是心脾移热所致。口糜发时,晚用泻心导赤散,滚汤淬服。下泄泻时,早晚用参苓白术散,糯米汤服。若小便甚少,下利不止,则用茯苓、车前子二味等分,煎汤代饮。若服寒凉药,口疮不效,则为虚火上泛,用理中汤加肉桂,大倍茯苓,降阳利水,降阳而口糜自消,水利泄泻自止,可并愈也。予见一人患症与此同,医多不识,其人年五十余,性急多怒,予断为肝阳所致,肝阳上逆,则生心火而口糜,肝阳下郁,则犯脾土而泄泻,见症在心脾,而上下相移之故,则全在肝,治肝则心脾皆在治中,似较《金鉴》为得要领,为用黄连、麦冬、灯心草、防风根,小剂煎汤代茶,服之良已。后又因怒举发,有吴医某以技自荐,其人信之,当糜时,恣与寒凉,口糜止而泻不已,改用温补止涩,调治两月,如《金鉴》理中加桂之法。彼虽未见,而用药当与暗合,且与附子并进,卒至泻止而恶寒特甚,时在冬月,医疑挟感,用豆豉发汗,而汗不出,继用麻黄一剂,竟遂漏,亡阳而逝。咎医用麻黄之误,而不知其误,早在附桂,附桂热药,服之而反寒,此正仲景所谓热深厥深之理。病本在肝,肝为厥阴,故见症如是,此时热伏已深,用发散之剂,煽动其焰,遂一发而不能制,理固然也。(《谷荪医话》卷一)

王肯堂治许久薇口糜,谓非干姜不愈,卒如其言。又从子懋钻亦患此等极危急,热甚欲饮冷水,与人参、白术、干姜各二钱,茯苓、甘草各一钱,煎成冷服,数服乃已。尤在泾谓此事是脾胃虚衰之火,被迫上炎,作为口疮。其说盖本诸丹溪,丹溪谓口疮服凉药不愈者,此中气不足,虚火泛上无制,用理中汤,甚则加附子。予以为此非虚火,乃郁火耳。观丹溪先言服凉药不愈,若是虚火,不但不愈,必增他变,此乃仅仅不愈,明系火为凉药所逼,无有出路,必以热药发之,始得宣泄而愈。此与《瘟疫论》所云:"疫证误服凉药,继则四肢厥逆,更医投附子而愈。"非为治病,实以治药,同一机宜。王肯堂所治两证,其先亦必过服凉药,因其不愈,故借干姜以治药耳。尤氏不悟,谓是虚火,又谓此证必饮食少思,大便不实、手足逆冷、肚腹作痛,全是想当然语,实则肯堂所治,未必如此,观其从子懋钰一证,既云热甚欲饮冷,则断非饮食少思、大便不实可知。(《谷荪医话》卷二)

服凉药不愈者,此中焦气不足,虚火上泛,上无制。理中汤,甚者加附。

实热,口生疮,凉膈散、甘桔汤、赴筵散。

口糜烂,野蔷薇根煎汤漱之。

酒色过度,劳倦不睡,舌上光滑而无皮者,或因忧思损伤中气,不得睡卧,劳倦者,理中汤加附子,冷饮之。口疮若因中焦土虚,且不能食,相火冲上,无所阻碍,用理中汤者,参、术、甘草以补土之虚,干姜以散火之熛,甚者,附子。

又方:黄连、青黛、黄柏,为末,噙。

治满口白烂:荜茇一两,厚黄柏(火炙)一两。上为末,用米醋煎数沸后,调上药漱,再,时用白汤漱口,即愈。重者,二次。

一人唇上生疮,以白荷花瓣贴之。

治重舌,用好胆矾研细贴之。(《丹溪治法心要》卷六)

《经》云:膀胱移热于小肠,膈肠不便,上为口糜。宜以清凉之剂利小便,易老用五苓散、导赤散相合,服之神效。又云:少阳之复,火气内发,上为口糜,则又当用苦寒之剂也。如二法不效,则宜加炮干姜之类反佐之。(《郁冈斋医学笔麈》卷上)

治口疮:生黄柏,蜜炒研末。涂之甚好。

又方:儿茶口中噙含即愈。又桑树汁涂之亦愈。

又方：陈白螺蛳壳烧灰，加儿茶少许，为末。吹患处一次即愈。

又方：蚕茧五个，包入硼砂，瓦上焙干焦为末，擦抹即愈。

赴宴散：治口疮并三焦实热，口舌糜烂，痛不可忍。

黄连、黄柏、黄芩、栀子（炒黑）、细辛、干姜各等分，为末。先用米泔水漱口，后搽药，吐咽不拘。

口舌生疮：吴茱萸研末，米醋调。敷脚心，移夜即愈。

舌肿神方：此症卒然舌肿喉闭，即时气绝，至危至险。急用皂矾不拘多少，以新瓦火炕变红色，放地上候冷研细。将病人撬开牙齿，以药搽舌上即愈。或用好醋调和舌上（此方名破棺散）。

舌疮：生黄柏八分，生黄连五分，儿茶一分。共末搽之。

舌出血：槐花末，敷即止。又以木贼草煎水，漱口即愈。

舌出口外（俗曰蜈蚣毒）：即取雄鸡冠血一小盏，浸之即收。

舌卒肿如猪胞状：满口不治，须臾不救。急用百草霜和酒涂舌下，立愈（要乡间烧杂草者）（见《千金方》）。

舌忽发胀满口，不能出声：蒲黄末频渗（如因寒，加干姜末等分）。

舌肿硬：百草霜、海盐各等分，共末。井花水调服。

又方：以蒲黄为末擦之，内以黄连煎水频饮，以泻心火。

舌肿塞喉：以朴硝，白矾为末。搽舌上立消。

舌忽出难入：大麻子为末，卷入纸条烧烟。熏入鼻中，有涎流出愈。

舌长过寸：冰片研细末。敷之即收。

又方：番木鳖四个，刮去净毛切片，黄连四两，水二碗，煎一碗。将舌浸药水良久，其舌自收。

小舌落下方：用盐、橄榄并核烧灰存性，研末。吹之即愈。又以吊扬尘灰点之亦上。又以食盐炒热点之亦上。临点之时俱要先用筷子将大舌根压住，然后吹点药，方上。

口疮：干姜、黄连各等分，研末。泡水噙之。

口舌唇内生疮：以西瓜皮曝干烧研，噙之。（《救生集》卷二）

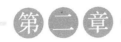

特色方剂

第一节 经典名方

1. 理中汤《伤寒论·辨太阳病脉证并治》

【组成】党参,白术,干姜,炙甘草。

【主治】口疮症见患处溃烂色白,周围不红肿,数量少,时犯时愈,伴有舌质淡,苔白腻,四肢不温,大便稀溏,脉沉虚等。

【用法用量】症见溃烂久不愈合者,加苍术、茯苓助健脾祛湿,收敛溃烂;大便溏泄兼口内溃烂者,加白扁豆、炒山药健脾祛湿,收敛溃烂;肢冷腹痛兼口内溃烂者,加制附子,以增强回阳补火,温化湿邪,收敛溃烂作用。

2. 甘草泻心汤《伤寒论·辨太阳病脉证并治》

【组成】甘草 12 g,黄芩 9 g,干姜 9 g,半夏(洗)9 g,大枣 12 枚,黄连 3 g。

【主治】伤寒中风,医反下之,以致胃气虚弱,其人下利日数十行,完谷不化,腹中雷鸣,心下痞硬而满,干呕,心烦不得安。

【用法用量】上六味,以水 2 L,煮取 1.2 L,去滓,再煎取 600 mL。温服 200 mL,每日 3 次。

3. 附子泻心汤《伤寒论·辨太阳病脉证并治》

【组成】大黄二两(6 g),黄连一两(3 g),黄芩一两(3 g),附子(炮,去皮,破,别煮取汁)一两(3 g)。

【主治】阳虚热结,心下痞闷,恶寒汗出,脉沉者。

【用法用量】上四味,切三味,以麻沸汤三升渍之,须臾,绞去滓,纳附子汁,分二次温服。舌尖红,用黄连;木生火,用黄芩;阳虚用附子,"冬伤于寒,春必病温"。

4. 白虎汤加地黄、牛膝《伤寒论·辨太阳病脉证并治》

【组成】石膏 50 g,知母 18 g,粳米 9 g,甘草 6 g,地黄 15 g,牛膝 15 g。

【主治】气分热盛证。症见壮热面赤,烦渴引饮,汗出恶热,脉洪大有力者。

【用法用量】上四味,以水一斗,煮米熟汤成,去滓,温服一升,日三服。

5. 蔷薇丸《幼幼新书》卷第三十四引《千金翼》

【组成】蔷薇根、黄芩、鼠李根、当归、葛根、白蔹、石龙芮、黄柏、黄芪、芍药、续断、黄连各一两,栝蒌根二两。

【主治】口中疮,身体有热气痱瘰。

【用法用量】上一十三味末之,炼蜜和丸如梧子大。十丸,日三服。《千金》无黄连。

6. 龙胆丸《幼幼新书》卷第三十四引《圣惠》

【组成】龙胆(去芦头)、川大黄(锉碎,微炒)、茵陈各一分,人参(去芦头)、栀子仁、川朴硝、郁李仁(汤浸,去皮,微炒)各半两。

【主治】小儿口疮,多睡,吐乳。

【用法用量】上件药捣,罗为末,炼蜜和丸如绿豆大。一二岁儿以温水研下三丸,看儿稍大,临时加之。

7. 黄连散《幼幼新书》卷第三十四引《圣惠》

【组成】黄连(去须)、大青、川升麻各三分,桑根白皮(锉)、甘草(炙微赤,锉)各半两。

【主治】小儿口疮,心热烦闷。

【用法用量】上件药捣,粗罗为散。每服一钱,以水一小盏,煎至五分,去滓,放温。量儿大小分减服之。若与奶母服,即加栀子、黄芩各半两。每服三钱,以水一中盏,煎至六分,去滓,每于食后温服。

8. 雄黄散《幼幼新书》卷第三十四引《圣惠》

【组成】雄黄、朱砂各细研,硝石、蚺蛇胆、黄连(去须)、石盐、苦参(锉)各一分,鸡屎矾半分,麝香(细研)一钱。

【主治】小儿口疮烂痛,不问赤白,或生腮颔间,或生齿龈上。

【用法用量】上件药捣,细罗为散,都研令匀,日可三、五度涂之。

9. 小儿口疮不瘥方《幼幼新书》卷第三十四引《圣惠》

【组成】虾蟆(涂酥,炙微黄)、笋灰各半两,白矾(灰)、黄柏(锉)、黄连(去须)、晚蚕蛾(微炒)、川升麻各一分,蜗牛(去壳,微炒)三七枚。

【主治】小儿久患口疮不瘥。

【用法用量】上件药捣,细罗为散。每取少许,以白蜜和如膏,涂于疮上,日三用之。

10. **小儿口疮方**(《幼幼新书》卷第三十四引《圣惠》)

【组成】麝香、梧桐律、晚蚕蛾(微炒)、黄柏(末)各一分,朱砂半分。

【主治】小儿口疮。

【用法用量】上件药都细研为散。每夜临卧时,于疮上薄贴之,不过三夜瘥。

11. **石胆散**(《幼幼新书》卷第三十四引《圣惠》)

【组成】石胆(半钱)、蚺蛇胆、龙脑各一分。

【主治】小儿口疮赤烂。

【用法用量】上件药同细研为散。每用少许涂于疮上,日三用之,以瘥为度。

12. **紫金霜**(《幼幼新书》卷第三十四引《博济方》)

【组成】黄柏(如两指大二片,涂蜜,慢火炙令紫色),诃子(烧过,盏子盖少时)一枚,麝香、腻粉各少许。

【主治】大人、小儿口疮。

【用法用量】上件药捣,罗为末。每服二字许,掺于舌上立瘥。

13. **黄连含汤**(《幼幼新书》卷第三十四引《婴孺》)

【组成】黄连、矾石、细辛各二分,藜芦(炙)一分。

【主治】小儿口疮如月蚀状,赤黑似瘤,有窍如有虫,吮之有血。

【用法用量】上以水三升煮二合。未食含满口,冬可暖之,儿大解语,可用含之,但以绵揾拭疮上。

14. **地骨皮散**(《幼幼新书》卷第三十四引《博济方》)

【组成】地骨皮、麦蘖各一两,猪牙皂角半两,青盐一合。

【主治】骨槽风,牙齿宣露,肿痒浮动,疼痛作时或龈烂生疮。兼治大人、小儿口疮。

【用法用量】上件四味同杵令匀,粗入锅内炒过,再杵为末。每服看患大小用之,仍先以盐浆漱口了掺擦。

15. 保生丸(《幼幼新书》卷第三十四)

【组成】大黄、黄柏(为末,别研)、宣连各一分半,丁香一钱,麝香一字,金箔(以水银结砂子)五片。

【主治】大人、小儿口疮。

【用法用量】上并细研,枣肉为丸如皂子大。温水化下一粒。

16. 张涣桐律散方(《幼幼新书》卷第三十四)

【组成】梧桐律、黄柏(蜜炙)、蛤粉各一分,晚蚕蛾(微炒)一钱。

【主治】口疮、口吻病。

【用法用量】以上捣、罗为细末。

次用:朱砂(细研,水飞)半两,麝香(研)一钱,龙脑(研)半钱,上件都研匀,每用少许掺贴患处。

17.《张氏家传》失笑散(《幼幼新书》卷第三十四)

【组成】元胡索、白僵蚕各三钱,黄连一钱,轻粉(抄)二钱,麝香抄一字,铅白霜、硼砂、黄柏各半钱。

【主治】口疮,或唇裂破血出,及小儿赤白口疮,作热疼立效方。

【用法用量】上为细末。每用一捻,干贴舌上,出涎再贴,立效。

18. 导赤散(《太平惠民和剂局方》卷六)

【组成】生干地黄、木通、甘草(生)各等分。

【主治】舌上、舌边溃疡较多,色红疼痛,心烦不安,口干欲饮,小便赤涩淋涩,脐下满痛,舌尖红,苔薄黄,脉数。

【用法用量】每服三钱,水一盏,竹叶少许,同煎至六分,去滓,温服,不拘时服。现代用法:水煎服,用量按原方比例酌情增减。

【方解】方中生地黄凉心血,竹叶清心除烦,木通导热下行,甘草调和诸药。心烦不安加连翘、灯心清心泻火除烦;口干欲饮加生石膏、芦根、天花粉清热生津;小便短黄加车前子、茯苓、滑石利尿泄热。

19. 凉膈散(《太平惠民和剂局方》卷六)

【组成】川大黄、朴硝、甘草(炙)各二十两(600 g),山栀子仁、薄荷(去梗）、黄芩各十两（300 g），连翘二斤半（1 250 g）。

【主治】上、中二焦积热，烦躁多渴，面热头昏、唇焦咽燥，舌肿喉闭，目赤鼻衄，颌烦结硬，口舌生疮，以口颊、上腭、齿龈、口角溃疡为主，甚则满口糜烂，或为疱疹转为溃疡，周围嫩红疼痛拒食，涕唾稠黏，睡卧不宁，谵语狂妄，大便秘结，小便热赤，以及小儿惊风，舌红苔黄，脉滑数。

【用法用量】每服 6 g，水 300 mL，入竹叶 7 片，蜜少许，煎至 210 mL，食后温服，小儿可服半钱，更随岁数加减服之。得利下，住服。现代用法：上药共为粗末，每服 6～12 g，加竹叶 3 g，蜜少许，水煎服。亦可作汤剂煎服。

【方解】方中黄芩、连翘、栀子清热解毒，大黄通腑泻火，竹叶清心除烦，薄荷升散郁火、外解表热，甘草和中解毒。发热恶风、咽红，加牛蒡子、土牛膝根、桔梗；咳嗽加杏仁、桑叶、前胡。大便不实，去大黄，加生石膏、玄参、赤茯苓。

20. 清胃散（《脾胃论》卷下）

【组成】生地 6 g，当归身 6 g，牡丹皮 9 g，黄连 6 g，升麻 9 g。

【主治】胃火牙痛，牙痛牵引头疼，面颊发热，其齿喜冷恶热，或牙宣出血，或牙龈红肿溃烂，或唇舌腮颊肿痛，口气热臭，口干舌燥，舌红苔黄，脉滑数（本方常用于口腔炎、牙周炎、三叉神经痛等属胃火上攻者）。

【用法用量】上药为细末，都作一服，水一盏半，煎至七分，去滓，放冷服之（现代用法：作汤剂，水煎服）。

21. 理中丸（《奇效良方》卷六十四）

【组成】人参、白术、干姜（炮）、甘草（炙）各二两（一方加炮附子一两）。

【主治】脾阳不足型口腔溃疡。

【用法用量】上为末，面糊为丸，如梧桐子大。每服八十丸，米饮汤送下，食前服。

22. 口疮方（《丹溪心法》卷四）

【组成】细辛、黄柏等分。

【主治】口疮。

【用法用量】上为末，贴之，或掺舌上，吐涎水再敷，须旋合之。

【方解】口疮之发生，常由心脾郁热或阴虚火炎所致。细辛气味香窜，升散之力强,有较好的宣散浮热、敛疮止痛之功。黄柏苦寒清热泻火解毒。用黄柏与细辛配伍,一冷一热,一阴一阳,寒热互用之意,而无偏胜之害。

23. 保命散(一名朱矾散)《万氏秘传片玉心书》卷之五)

【组成】朱砂、白枯矾各五钱,牙硝五钱。

【主治】小儿鹅口,口疮。

【用法用量】以绢包手指洗净,上药共为细末,吹之,或搽舌上。

24. 一连散(泻心汤)《万氏秘传片玉心书》卷之五)

【组成】黄连。

【主治】口疮。

【用法用量】黄连为末,蜜水调敷。

25. 洗心散《万氏秘传片玉心书》卷之五)

【组成】白术,甘草,当归,荆芥,加生地、大黄(煨)、麻黄、赤芍、薄荷叶。

【主治】小儿鹅口,口疮。

【用法用量】内服,生姜引。

26. 青黛散《万氏秘传片玉心书》卷之五)

【组成】青黛二钱,黄连、黄柏各五钱,牙硝一钱,辰砂一钱,雄黄、硼砂、牛黄各五分,脑子一分。

【主治】口疮。

【用法用量】共为细末,先以薄荷汁拭口,后擦药入口,每用二分半。

27. 槟榔散《摄生众妙方》卷之九)

【组成】五味子三分,寒水石(煅)半两,蒲黄,黄丹二分半。

【主治】口疮。

【用法用量】上为末,每服少许,干贴疮上。

28. 黄白散《万病回春》卷五)

【组成】黄柏、孩儿茶、枯白矾各等,分细末,研匀一处。

【主治】口疮,并口中疳疮。

【用法用量】凡患人先用陈仓小米熬汤,候冷漱口洁净,次将药末掺患处。不拘三五年诸治不愈者,此药敷三五次即愈。

29. 二皂散（《万病回春》卷五）

【组成】大皂角(烧灰存性)、牙皂(烧灰存性)、铜绿、胆矾、雄黄、孩儿茶、百草霜、枯矾。

【主治】口舌生疮,牙宣出血。

【用法用量】上各等分为细末,先将米泔水漱口、洗口疮后搽药。

30. 绿袍散（《万病回春》卷五）

【组成】黄柏一两,青黛三钱。

【主治】口疮。

【用法用量】上为细末,搽患处噙之,吐出涎立愈。一方加密陀僧一钱。

31. 赴宴散（《万病回春》卷五）

【组成】黄连、黄柏、黄芩、栀子、细辛、干姜各等分。

【主治】三焦实热,口舌生疮糜烂,痛不可忍者。

【用法用量】上为细末,先用米泔水漱口,后搽药于患处,或吐或咽不拘。

32. 凉膈散加减（《万病回春》卷五）

【组成】连翘、黄芩、山栀、桔梗、黄连、薄荷、当归、生地、黄枳壳(去穰)、芍药、甘草各等分,上锉一剂,水煎食远服。

【主治】三焦火盛,口舌生疮。

【用法用量】一方治口舌疮,亦治赤眼。用黄连为末二三钱,好酒煎一二沸,候冷噙漱或咽下,即愈。

33. 三黄汤（《万病回春》卷五）

【组成】黄连、黄芩、山栀、石膏、芍药、白术(去芦,减半)、桔梗、陈皮、茯苓(去皮)各等分,甘草(减半),乌梅一个。

【主治】脾热口甜。

【用法用量】上锉一剂,水煎食后服。

34. 泻白汤（《万病回春》卷五）

【组成】桑白皮、地骨皮各二钱,甘草一钱。

【主治】口辣肺热。

【用法用量】上锉一剂,水煎,食远温服。

35. 滋肾丸（《万病回春》卷五）

【组成】黄柏（用酒拌湿，阴干）二两，知母（酒浸湿，阴干）二两，肉桂一钱。

【主治】肾热。

【用法用量】用三味俱为末，以热水丸，百沸汤送下。

【方解】口酸而苦者，肝胆有实热也。小柴胡汤，根据本方加草龙胆、甘草、青皮，并怒则口苦，或胁胀，或发热俱可服。胆热而口苦者，本方加麦门冬、酸枣仁、远志、地骨皮。

36. 碧雪膏（《万病回春》卷五）

【组成】碧雪、芒硝、马牙硝、朴硝各一斤，青黛、石膏、寒水石、滑石（水飞）各六两。

【主治】一切积热，口舌生疮，心烦喉闭，燥渴肿痛。

【用法用量】上为细末，甘草一斤煎水和诸药匀；再入火煎，用柳木搅匀；入青黛又搅匀；倾出盆内，候冷结成块，研为细末。每用少许噙化。如喉闭，每用少许吹入喉中。

37. 清热如圣散（《万病回春》卷五）

【组成】枳壳五分，天花粉五分，黄连八分，连翘一钱，荆芥、薄荷各五分，牛蒡子八分，山栀六分，柴胡四分，甘草三分。

【主治】舌下肿如核大，取破出黄痰，已愈又复发。

【用法用量】上锉一剂，灯草十根，水煎，食后稍冷服。忌鱼腥厚味。

38. 玉女煎（《景岳全书》卷五十一）

【组成】石膏 15 g，熟地 30 g，知母 5 g，麦冬 6 g，牛膝 5 g。

【主治】胃热阴虚证。头痛，牙痛，齿松牙衄，烦热干渴，舌红苔黄而干。亦治消渴，消谷善饥等。

【用法用量】上药用水一盅半，煎七分，温服或冷服。

39. 加味二陈汤（《济阳纲目》卷一〇五）

【组成】陈皮（去白）八分，半夏（姜制）一钱三分，茯苓（去皮）一钱，桔梗（去芦）五分，黄连（酒炒）一钱，当归（酒洗）八分，青竹茹一钱，生地（酒洗）一钱五分，甘草梢二分。

【主治】舌下肿结如核，或重舌、木舌及满口生疮，以清火化痰为主。

【用法用量】上锉一剂，生姜三片，水煎食后服。

40.连理汤《症因脉治》卷二）

【组成】干姜6g，人参6g，白术10g，炙甘草6g，黄连9g，茯苓12g。

【主治】脾胃虚寒，内蕴湿热，泻痢烦渴，吞酸腹胀，小便赤涩者。伤暑泄泻，寒热交侵于内，腹痛作渴，或上热下寒等症。

【用法用量】清水煎服；或上为末，每服二钱，沸汤点服，不拘时候。

41.桂附地黄丸《医宗金鉴》卷四十三）

【组成】肉桂3g，附片3g，熟地24g，丹皮9g，泽泻9g，茯苓9g，山药12g，萸肉12g。

【主治】肾阳虚口疮，症见患处溃烂面色白，周围不红肿，数量少，久久不愈，舌苔白腻，腰脊酸痛，大便溏，小便反多，下肢不温，脉沉弱或尺脉更甚。

【用法用量】水煎服。

42.沆瀣丹《幼幼集成》卷二）

【组成】杭川芎(酒洗)、锦庄黄(酒洗)、实黄芩(酒炒)、厚川柏(酒炒)各27g，黑牵牛(炒，取头末)18g，薄荷叶13.5g，粉滑石(水飞)18g，尖槟榔(童便洗，晒)22.5g，陈枳壳(麸炒)17.5g，净连翘(除去心，取净)、京赤芍(炒)各18g。

【主治】小儿一切胎毒、胎热、胎黄、面赤目闭、鹅口口疮，重舌木舌，喉闭乳蛾，小便黄赤，大便闭结，麻疹斑瘰，游风疥癣，流丹隐疹，痰食风热，痄腮面肿，应如桴鼓。

【用法用量】上十一味，依方炮制，和匀焙燥，研极细末，炼蜜为丸，如芡实大。月内之儿，每服一丸；稍大者二丸，俱用茶汤化服。乳母切忌油腻。但觉微有泄泻，则药力行，病即减矣；如不泄，再服之，重病每日三服，以愈为度。此方断不峻厉，幸毋疑畏，惟胎寒、胎怯、面青白者忌之。

43.《外台》含煎《金匮翼》卷五）

【组成】升麻、大青、射干各三两，苦竹叶、栀子、黄柏各一升，蜜八合，生地汁、生元参汁各五合，干者二两，蔷薇根白皮五两。

【主治】口舌生疮。

【用法用量】上以水六升,煎服二升,去滓,入生地、蜜等同煎如饴,细细含之,瘥止(《外台》云:蔷薇根角蒿,为口疮之神药)。

44. 黄连膏《金匮翼》卷五引《圣济》

【组成】黄连三两,猪脂一斤,白蜜四两,羊髓(研)二两。

【主治】口舌生疮。

【用法用量】上以慢火煎猪脂,取油去滓,入黄连又煎令黑色,下羊髓令化,以绵滤去滓,入蜜更煎成膏,瓷合盛,每含一枣大,日三五度,咽津不妨。

45. 蒲黄青黛硼砂散《家用良方》卷六

【组成】蒲黄、青黛、硼砂、焰硝、甘草等。

【主治】一切热壅口舌生疮,舌强腮肿,咽喉肿痛等症。

【用法用量】蒲黄、青黛、硼砂、焰硝、甘草等分,共为细末,每用少许,掺舌上细细咽下;或饮凉水送下,频用之效。或用砂糖丸,芡实大,每服1丸,嚼化下咽妙。

46. 家传烂口神效散《寿世新编》

【组成】顶上人中白45 g(煅过),上孩儿茶12 g,洋青黛9 g(水飞),苏薄荷(去梗)6 g,关黄柏4.5 g,明雄黄3 g,大梅片0.6～1.5 g,青果核(炒,研极细末)9 g,制铜绿1.8 g,枯白矾2.4 g,鸡内金(刷净)6 g,白硼砂4.5 g。

【主治】口舌牙龈腐烂疼痛。

【用法用量】共选地道药材为极细末,预制瓷罐收贮,塞极紧。临用时先将温水漱净口中涎秽,再蘸少许搽烂处,含片刻,吐去毒涎,逾时又搽,勤搽数次即愈。此散余家制造有年矣,无论大人、小儿口疮,一搽即效,故不欲终秘也,得者珍之。

47. 知柏地黄汤《中国药典》

【组成】知母40 g,黄柏40 g,熟地160 g,山茱萸(制)80 g,牡丹皮60 g,山药80 g,茯苓60 g,泽泻60 g。

【主治】阴虚火旺型口腔溃疡,口舌溃疡或糜烂,稀散色淡,不甚疼痛,反复发作或迁延难愈,神疲颧红,口干不渴,舌红苔少或花剥,脉细数。

【用法用量】口服,水蜜丸一次6 g,小蜜丸一次9 g,大蜜丸一次1丸,每日2次。

【方解】方中六味地黄丸滋阴补肾,知母、黄柏清热降火,佐牛膝引火下行。若久泻之后,脾肾大虚,无根之火上浮,而见口舌生疮,神疲面白,大便溏薄。

第二节　单　验　方

1. **黄柏蜜**（《外台秘要》卷二引《深师方》）‥‥‥‥‥‥‥‥‥‥‥‥‥‥‥‥‥‥

【组成】黄柏（削去上皮,取里好处,薄斜削）。

【主治】口疮,舌溃烂。

【用法用量】以崖蜜半斤极消者,以渍柏一宿,唯欲令浓,含其汁,良久吐之,更复如前。如胸中热有疮时,饮三五合尤良。

2. **雌黄丸**（《太平圣惠方》卷三十六）‥‥‥‥‥‥‥‥‥‥‥‥‥‥‥‥‥‥‥‥

【组成】雌黄（细研）1 g,蟾酥粉。

【主治】口疮。多痰涎,久不愈。

【用法用量】上药相和,以瓷器盛,于饭甑内蒸饮,熟久候冷,看得所,丸如粟米大。绵裹一丸,含咽津。

3. **生蜜涂方**（《圣济总录》卷一一七）‥‥‥‥‥‥‥‥‥‥‥‥‥‥‥‥‥‥‥

【组成】蜜（生使）。

【主治】口疮糜烂。

【用法用量】上一味,频用涂疮上。

4. **小儿口疮方**（《幼幼新书》卷第三十四引《宫气方》）‥‥‥‥‥‥‥‥‥‥

【组成】白僵蚕。

【主治】小儿口疮通白及风疳疮蚀透者。

【用法用量】以白僵蚕炒令黄色,拭去蚕上黄肉毛,为末,用蜜和,敷之立效。

5. **小儿口疮方**（《幼幼新书》卷第三十四引《千金》）‥‥‥‥‥‥‥‥‥‥‥

【组成】大青十八铢,黄连十二铢（《千金翼》用二两）。

【主治】小儿口疮,不得吮乳。

【用法用量】上二味㕮咀,以水三升,煮取一升二合。一服一合,日再夜一。

6. 口疮方《幼幼新书》卷第三十四引《千金翼》） ·········

【组成】猪膏、白蜜各一斤，黄连（切）一两。

【主治】口中疮，咽喉塞不利，口燥膏。

【用法用量】上三味合煎，去滓，令相得。含如半枣，日四五，夜二。

7. 小儿口疮方《幼幼新书》卷第三十四引《宫气方》） ·········

【组成】角蒿。

【主治】小儿口疮。

【用法用量】角蒿烧灰贴疮上。

8. 小儿口疮烂方《幼幼新书》卷第三十四引《婴孺》） ·········

【组成】羊乳汁，黄连。

【主治】小儿口疮。

【用法用量】上以羊乳汁浸黄连，着口中，三上愈。

9. 桑汁方《幼幼新书》卷第三十四） ·········

【组成】桑枝。

【主治】小儿口疮。

【用法用量】桑枝取汁，涂儿口疮上，日三。

10. 赤葵茎方《幼幼新书》卷第三十四引《婴孺》） ·········

【组成】赤葵茎。

【主治】小儿口疮。

【用法用量】上用赤葵茎炙干为末，蜜和含之。

11.《刘氏家传》韩甲伏方《幼幼新书》卷第三十四） ·········

【组成】蛀蛑虫。

【主治】大人、小儿透舌口疮及痦疮。

【用法用量】上用柳木蛀蛑虫，不以多少，烧灰，烟尽为度。如无柳木，杂木虫亦得。为细末，入麝香少许，疮上无时干贴。

12. 蛾黄散《严氏济生方》卷五） ·········

【组成】黄柏（去皮）、寒水石（烧）各等分。

【主治】口疮，赤白疼痛，唇破；兼治热疮。

【用法用量】上为细末。干贴患处。

13. 硫黄（《世医得效方》卷十二）

【组成】硫黄。

【主治】口疮。

【用法用量】生硫黄为末,新汲水调贴手心、脚心,效即洗去。

14. 到圣散（《普济方》卷三六五引《阎氏小儿方论》）

【组成】大天南星（去皮,只取中心,如龙眼大）。

【主治】小儿口疮。

【用法用量】上为细末。用醋调,涂脚心。

15. 丹矾散（《普济方》卷二九九引《医方大成》）

【组成】白矾（飞至 15 g）30 g,黄丹（炒红色,放下再紫色者为度）30 g。

【主治】口疮。

【用法用量】上为细末。掺疮上。立愈。

16. 蟾蜍散（《普济方》卷三六五）

【组成】蟾蜍一个。

【主治】小儿口疮。

【用法用量】炙令焦,上为散。每用一字,敷疮。

17. 降火膏（《本草纲目》卷三十二引《濒湖集简方》）

【组成】吴茱萸。

【主治】口疮口疳。

【用法用量】上为末。醋调涂脚心。

18. 蔷薇煎（《增补内经拾遗方论》卷之一引《医方考》）

【组成】蔷薇。

【主治】口糜。

【用法用量】蔷薇冬春用根,夏秋用叶,浓煎汁,漱含,少少咽下。

19. 升麻黄连方（《本草单方》卷十一引《本事方》）

【组成】升麻一两,黄连三分。

【主治】口舌生疮。

【用法用量】上药为末,绵裹含咽。

20. 西瓜皮方 (《本草单方》卷十一引震亨方)

【组成】西瓜皮。

【主治】口舌唇内生疮。

【用法用量】西瓜皮烧,研,噙之。

21. 焦豉末 (《本草单方》卷十一引《圣惠方》)

【组成】焦豉末。

【主治】口舌生疮,胸膈疼痛者。

【用法用量】用焦豉末含,一宿即瘥。

22. 胆矾方 (《本草单方》卷十一引《胜金》)

【组成】胆矾。

【主治】口舌生疮,众疗不瘥。

【用法用量】胆矾半两,入银锅内火煅赤,出火毒一夜,细研。每以少许敷之,吐去酸涎水,三四次瘥。

23. 乌头南星方 (《本草单方》卷十一引《圣惠方》)

【组成】乌头尖一个,天南星一个。

【主治】老幼口疮。

【用法用量】研末,姜汁和,涂足心,男左女右,不过二三次,愈。

24. 没石子甘草方 (《本草单方》卷十一引《圣惠方》)

【组成】没石子(炮)三分,甘草一分。

【主治】口疮。

【用法用量】研末,掺之。月内小儿生者,少许置乳上吮之,入口即啼,不过三次。

25. 蛇蜕皮方 (《本草单方》卷十一引《婴孩宝鉴》)

【组成】蛇蜕皮。

【主治】小儿口疮。

【用法用量】蛇蜕皮水浸软,拭口内一二遍,即愈。仍以药贴足心。

26. 缩砂壳方（《本草单方》卷十一引《简易方》）

【组成】缩砂壳。

【主治】口吻生疮。

【用法用量】缩砂壳煅，研，擦之，即愈。

27. 青钱方（《本草单方》卷十一引《本草》）

【组成】青钱（即铜钱）。

【主治】口内热疮。

【用法用量】青钱念文（即铜钱）烧赤，投酒中，服之，立瘥。

28. 东垣《兰室秘藏》方（《本草单方》卷十一）

【组成】柴胡三钱，地骨皮三钱。

【主治】膀胱移热于小肠，上为口糜生疮溃烂，心胃壅热，水谷不下。

【用法用量】水煎，服之。

29. 螺蚌方（《本草单方》卷十一引《圣惠方》）

【组成】螺蚌。

【主治】饮酒口糜。

【用法用量】螺蚌煮汁，饮。

30. 五倍子方（《本草单方》卷十一引庞氏《伤寒论》）

【组成】五倍子。

【主治】天行口疮。

【用法用量】五倍子末掺之，吐涎即愈。

31. 生附子方（《本草单方》卷十一引《经验方》）

【组成】五倍子。

【主治】久患口疮。

【用法用量】生附子为末，醋面调，贴足心，男左女右，日再易之。

32. 《外科精义》方（《本草单方》卷十一）

【组成】天门冬、麦门冬（并去心）、玄参等分。

【主治】口疮，连年不愈者。

【用法用量】上药为末，炼蜜丸弹子大。每噙一丸。

33. 款冬黄连方《《本草单方》卷十一引《经验方》）

【组成】款冬花、黄连等分。

【主治】口中疳疮。

【用法用量】为细末，用唾津调成饼子。先以蛇床子煎汤漱口，乃以饼子敷之，少顷，其疮立消也。

34. 绿云散《《本草单方》卷十一引《三因方》）

【组成】黄柏五钱，铜绿二钱。

【主治】口疳臭烂。

【用法用量】上药为末，掺之去涎。

35. 《宣明方》《《本草单方》卷十一）

【组成】铅白霜、铜绿各二钱，白矾豆许。

【主治】口疳龈烂，气臭血出，不拘大人小儿。

【用法用量】上药为末，扫之。

36. 燕窠泥方《《本草单方》卷十一引《救急方》）

【组成】燕窠泥。

【主治】口角烂疮。

【用法用量】燕窠泥敷之，良。

37. 甘草白矾方《《本草单方》卷十一引《保命集》）

【组成】甘草二寸，白矾一粟米大。

【主治】太阴口疮。

【用法用量】同嚼，咽汁。

38. 地鸡方《《本草单方》卷十一引《寿域方》）

【组成】地鸡（即鼠妇，又名湿生虫）。

【主治】鹅口白疮。

【用法用量】地鸡研水，涂之，即愈。

39. 白芷川芎方《《本草单方》卷十一引《济生方》）

【组成】白芷、川芎。

【主治】口疮，口齿气臭。

【用法用量】用白芷、川芎等分为末，蜜丸芡实大，日咽之。

40. **赴筵散**（《本草单方》卷十一）
【组成】五倍子，密陀僧。
【主治】口舌生疮。
【用法用量】等分为末，浆水漱过，干贴之（《院方》加晚蚕蛾）。

41. **李时珍方**（《本草单方》卷十一）
【组成】生萝卜。
【主治】满口烂疮。
【用法】萝卜自然汁，频漱去涎。

42. **兼金散**（《本草单方》卷十一引《三因方》）
【组成】细辛，黄连。
【主治】口舌生疮。
【用法用量】等分为末，掺之漱涎，甚效（一方用细辛、黄柏）。

43. **蚕茧**（《本草单方》卷十一引《圣惠方》）
【组成】蚕茧。
【主治】口舌生疮。
【用法用量】蚕茧五个包缝，砂瓦上焙焦，为末，抹之。

44. **口疮方**（《寿世编》卷上）
【组成】儿茶 3 g，川柏 4.5 g，冰片少许。
【主治】口烂舌痛。
【用法用量】儿茶 3 g，川柏 4.5 g，冰片少许，合陈茶煎好，不时漱口，愈。

45. **凤凰衣方**（《幼幼集成》卷四）
【组成】凤凰衣（即伏鸡子壳内皮，微火焙黄）、橄榄（烧存性）、儿茶等分
共为末。
【主治】口疮破烂。
【用法用量】以 3 g 为则，加冰片 0.15 g，口疳搽患处，喉痛吹入之，即能
进饮食。

46. **《集简》方**（《金匮翼》卷五）
【组成】溺桶垽七分，枯矾三分。

第
二
章

特
色
方
剂

【主治】口舌生疮。

【用法用量】二味研习敷之,有涎拭去之,数次即愈。

47. 鸡内金方(《外科选要》卷三)

【组成】鸡内金。

【主治】口疮。

【用法用量】鸡内金烧灰,敷之立效。

48. 黄柏青黛(《外科选要》卷三)

【组成】黄柏(蜜炙赤)一两,青黛一分。

【主治】口疮。

【用法用量】上二味,研末频掺。

49. 金华丹(《鸡峰》卷二十)

【组成】真黄丹30 g。

【主治】一切口疮及久不愈。

【用法用量】铫内炒紫色,入好蜜二两,搅匀慢火熬,直候紫黑色为度,成膏,收入坩器中以纸密封。每用皂荚大,含化咽津,每日2次。

50. 蚯蚓吴茱萸方(《外治寿世方》卷二)

【组成】蚯蚓、吴茱萸各等分。

【主治】口舌烂疮。

【用法用量】上药同研末,醋调涂足心。

51. 口疮方(《外治寿世方》卷六)

【组成】陈白螺蛳壳(烧存性)2个,儿茶少许。

【主治】口疮。

【用法用量】上为末,吹敷即愈。

52. 细辛甘油(《中医皮肤病学简编》)

【组成】细辛(研粉末)10～20 g。

【主治】复发性口腔溃疡。

【用法用量】用水调成糊剂,加甘油10～20 mL(蜂蜜亦可),放置纱布中(约7 cm²),用胶布密封,贴于脐部3日。

53. 健儿按摩食疗方 1《古今特效单验方》

【组成】蜂蜜 3～5 g，大青叶 9 g。

【主治】患儿口颊、舌边、上腭、齿龈等处发生溃疡，食欲减退，大便偏干，甚则伴有发热、烦躁、啼哭不安，或有呕吐腹泻，舌红苔黄，脉滑数。

【用法用量】上两味共煎汤，放凉后含漱，每日数次，或蜂蜜 10 mL，加水 80 mL，摇匀，含漱，每日数次。治疗的同时，患儿应该多食新鲜的蔬菜和水果，保持大便通畅。严重口疮时，宜给予半流食或流质饮食，温服，不宜太热，还应忌食辛辣、油煎食物，保持口腔清洁。

54. 健儿按摩食疗方 2《古今特效单验方》

【组成】小麦面粉 50 g，冰片 5 g。

【主治】患儿口颊、舌边、上腭、齿龈等处发生溃疡，食欲减退，大便偏干，甚则伴有发热、烦躁、啼哭不安，或有呕吐腹泻，舌红苔黄，脉滑数。

【用法用量】将小麦面烧成灰，取灰 10 g 与冰片混合，研成细末，用时将药粉吹患儿口疮处，每日 2～3 次。

55. 健儿按摩食疗方 3《古今特效单验方》

【组成】栗子适量。

【主治】患儿口颊、舌边、上腭、齿龈等处发生溃疡，食欲减退，大便偏干，甚则伴有发热、烦躁、啼哭不安，或有呕吐腹泻，舌红苔黄，脉滑数。

【用法用量】栗子用水煮熟，每日给小儿喂食。

56. 健儿按摩食疗方 4《古今特效单验方》

【组成】西瓜皮、冰片、蜂蜜适量。

【主治】患儿口颊、舌边、上腭、齿龈等处发生溃疡，食欲减退，大便偏干，甚则伴有发热、烦躁、啼哭不安，或有呕吐腹泻，舌红苔黄，脉滑数。

【用法用量】将西瓜皮晒干炒焦，加冰片少许研成细末，用蜂蜜调涂患处。

57. 健儿按摩食疗方 5《古今特效单验方》

【组成】绿豆 100 g，生地 50 g。

【主治】患儿口颊、舌边、上腭、齿龈等处发生溃疡，食欲减退，大便偏干，甚则伴有发热、烦躁、啼哭不安，或有呕吐腹泻，舌红苔黄，脉滑数。

【用法用量】上两味水煎服，每日 1 剂，早晚温服。

第二章

特色方剂

第三节 当代名方

1. 增损甘露饮（《古今名方》引蔡福养经验方）

【组成】熟地 15 g，生地 12 g，麦冬 9 g，天冬 9 g，枇杷叶 9 g，石斛 18 g，元参 18 g，茵陈 18 g，枳壳 6 g，甘草 6 g。

【主治】清虚火，养胃阴。复发性口疮（口腔溃疡），唇内口腔多处溃烂，自觉热痛，舌苔黄腻，脉象弦细。

【用法用量】水煎服。

2. 新青黛散（《赵柄南临床经验集》）

【组成】青黛 30 g，象牙屑 30 g，朱砂 30 g，黄连 15 g，黄柏 15 g，生玳瑁 3 g，雄黄 2 g，牛黄 2 g，冰片少许，硼砂 2 g。

【主治】口腔溃疡，扁平苔藓。

【用法用量】上为散。直接外用于口腔疮面上。

3. 青吹散（《朱仁康临床经验集》）

【组成】青黛 3 g，薄荷叶末 1 g，黄柏末 2 g，川连末 1.5 g，煅石膏 9 g，煅月石 18 g，冰片 3 g。

【主治】口疮，舌糜，咽喉病。

【用法用量】先将头四味药研和，逐次加入煅石膏、煅月石，研细，最后加冰片研细，装瓶，勿泄气。用药管吹于患处。

4. 红吹散（《朱仁康临床经验集》）

【组成】朱砂 2.5 g，月石 9 g，元明粉 9 g，海螵蛸 8 g，煅石膏 1.5 g，西瓜霜 3 g，冰片 1.5 g。

【主治】祛腐生新，利咽消肿。口糜，口疮，舌碎，牙疳，咽喉病。

【用法用量】以上各药逐次入乳钵内研成细末，装瓶，勿泄气。用吹药管吹入患处。

5. 吴门验方枇杷清胃饮

【组成】枇杷叶 12 g，生甘草 9～30 g，生麦芽 30 g，生谷芽 30 g，竹茹 9 g，

芦根 30 g,白茅根 30 g,通草 30 g,淡竹叶 30 g,茵陈 30 g。

【主治】各种口腔溃疡,尤其放化疗导致的口腔溃疡。枇杷清胃饮是导赤散的一个变方,增加了原方中的树皮、草根嫩芽,可滋生胃气长出薄苔。用枇杷清胃饮,根据寒热虚实调节,有热的清热,有寒的散寒,正虚的扶正,肾虚的补肾,通治各种口疮。

【用法用量】水煎服。

6. 竹叶合剂《图解妙方大全》

【组成】竹叶 9 g,山栀 9 g,大青叶 9 g,金银花 9 g,连翘 9 g,生石膏 30 g,川连 4.5 g,甘草 4.5 g,薄荷 4.5 g。

【主治】适用于心脾积热、复感邪毒所致的口疮。

【用法用量】水煎服。5 剂为 1 个疗程。

7. 黄白一三汤《图解妙方大全》

【组成】川黄连、杭白芍,剂量之比为 1∶3,均用生品。

【主治】适用于小儿口腔黏膜溃疡反复发作,微痛灼热。

【用法用量】周岁以内黄连 1 g,白芍 3 g,1～3 岁者服 2 倍量;3～6 岁者服 3 倍量;6 岁以上者服 4 倍量。水煎服,隔日 1 剂,每日服 1 次,连服 3 剂为 1 个疗程。

8. 清热降火汤《图解妙方大全》

【组成】生大黄(温开水泡 10 余分钟)5～10 g,生石膏 10～30 g,人中黄 3～6 g,人中白 3～6 g。

【主治】适用于小儿急性口腔黏膜溃疡伴有发热、口臭、疼痛灼热、吞食困难等症。

【用法用量】剂量应根据年龄不同而增减。每日 1 剂,水煎,空腹凉服。

9. 三子贴《图解妙方大全》

【组成】莱菔子、白芥子、地肤子各 10 g,食醋适量。

【主治】本方适用于心脾积热型口疮。

【用法用量】上药用砂锅文火炒至微黄,共研为细末。将食醋煮沸,放置冷却至温热,再倒入药末,调成膏状。把药膏分次涂于 2 cm 见方的纱布或白布上,使膏厚 2 mm,见方 1 cm 左右,然后分别贴于患儿两足涌泉穴,胶布固定,每日换药 1 次。

10. 沙麦玉天汤《图解妙方大全》

【组成】沙参 6～9 g,麦冬 6～9 g,天花粉 6～9 g,扁豆 6～9 g,冬桑叶 6 g,甘草 3～6 g,大青叶 9～12 g,玉竹 6～9 g,人中白 9～12 g。

【主治】适用于口腔黏膜白色溃疡。

【用法用量】水煎服。

11. 化腐生肌定痛散《图解妙方大全》

【组成】生硼砂 30 g,朱砂 3 g,飞滑石 55 g,琥珀 6 g,冰片 4 g,甘草 20 g。

【主治】小儿口腔黏膜溃疡、疼痛灼热,或伴发热口臭。

【用法用量】各研细末,再将朱砂和硼砂和匀,共研极细末后,诸药和之,共研成粉末,装瓶内备用。用时涂搽在溃疡面上,每日 3 次。痛甚不能进食者,饭前可加涂一次。

12. 养阴清热汤《中国中医药报》

【组成】生地 15 g,熟地 15 g,白芍 12 g,天冬 10 g,麦冬 10 g,黄芩 12 g,牡丹皮 12 g,玄参 12 g,栀子 10 g,桔梗 12 g,山药 12 g,地骨皮 12 g,女贞子 12 g,生甘草 10 g。

【主治】复发性口疮、扁平苔藓、干燥综合征、白塞综合征等疾病阴虚火旺型患者,这些患者多为慢性口疮病,久病多虚,多呈虚火表现,尤以阴虚火旺多见。除局部病损外,常伴口燥咽干、口渴喜冷饮、头晕目眩、心烦急躁、手足心热、失眠多梦、腰膝酸软、便干尿黄、舌质偏红或舌尖红、舌苔薄黄、脉弦细或细数等症状。

【用法用量】水煎服。

第四节 中 成 药

1. 锡类散

【处方】象牙屑,青黛,壁钱炭,人指甲(滑石粉制),珍珠,冰片,人工牛黄。

【性状】本品为灰蓝色的粉末,具冰片的香气。

【功能与主治】解毒化腐。用于咽喉糜烂肿痛。

【用法与用量】每用少许,吹敷患处。每日1～2次。

【贮藏】密封。

2. 西瓜霜

【处方】本品为葫芦科植物西瓜的成熟新鲜果实与皮硝经加工制成。

【性状】本品为类白色至黄白色的结晶性粉末。气微、味咸。

【功能与主治】清热泻火,消肿止痛。用于咽喉肿痛,喉痹,口疮。

【用法与用量】0.5～1.5 g。外用适量,研末吹敷患处。

【贮藏】密封,置干燥处。

3. 绿袍散

【处方】青黛,黄柏,山豆根,薄荷,黄连,儿茶(炒),人中白(煅),硼砂(炒),冰片。

【性状】本品为灰褐色的粉末;气清香,味苦。

【功能与主治】清热消肿,化腐解毒。用于唇舌腐烂,咽喉红肿。

【用法与用量】外用,洗净患处,用少许吹搽。每日2～3次。

【贮藏】密封。

4. 小儿化毒散

【处方】人工牛黄8 g,珍珠16 g,雄黄40 g,大黄80 g,黄连40 g,甘草30 g,天花粉80 g,川贝母40 g,赤芍80 g,乳香40 g,没药40 g,冰片10 g。

【性状】本品为杏黄色至棕黄色的粉末;味苦,有清凉感。

【功能与主治】清热解毒,活血消肿。用于热毒内蕴、毒邪未尽所致的口疮肿痛、疮疡溃烂、烦躁口渴、大便秘结。

【用法与用量】口服。每次0.6 g,每日1～2次;3岁以内小儿酌减。外用,敷于患处。

【贮藏】密闭,防潮。

5. 牛黄解毒片

【处方】人工牛黄5 g,雄黄50 g,石膏200 g,大黄200 g,黄芩150 g,桔梗100 g,冰片25 g,甘草50 g。

【性状】本品为素片、糖衣片或薄膜衣片,素片或包衣片除去包衣后显棕黄色;有冰片香气,味微苦、辛。

【功能与主治】清热解毒。用于火热内盛,咽喉肿痛,牙龈肿痛,口舌生疮,目赤肿痛。

【用法与用量】口服。小片每次3片,大片每次2片,每日2～3次。

【贮藏】密封。

【注意】孕妇禁用。

6. 复方牛黄清胃丸

【处方】大黄240 g,炒牵牛子200 g,栀子(姜炙)80 g,石膏120 g,芒硝80 g,黄芩80 g,黄连20 g,连翘80 g,炒山楂160 g,陈皮160 g,姜厚朴80 g,枳实80 g,香附40 g,猪牙皂120 g,荆芥穗40 g,薄荷40 g,防风40 g,菊花40 g,白芷120 g,桔梗80 g,玄参120 g,甘草40 g,人工牛黄13 g,冰片51.5 g。

【性状】本品为黄褐色的大蜜丸;气香,味苦,微凉。

【功能与主治】清热泻火,解毒通便。用于胃肠实热所致的口舌生疮、牙龈肿痛、咽膈不利、大便秘结、小便短赤。

【用法与用量】口服。每次2丸,每日2次。

【贮藏】密封。

【注意】孕妇禁用;老人、儿童及脾胃虚弱者慎用;忌食辛辣油腻之品。

7. 一清胶囊

【处方】黄连660 g,大黄2 000 g,黄芩1 000 g。

【性状】本品为硬胶囊,内容物为浅黄色至黄棕色的粉末;气微,味苦。

【功能与主治】清热泻火解毒,化瘀凉血止血。用于火毒血热所致的身热烦躁、目赤口疮、咽喉牙龈肿痛、大便秘结、吐血、咯血、衄血、痔血;咽炎、扁桃体炎、牙龈炎见上述证候者。

【用法与用量】口服。每次2粒,每日3次。

【贮藏】密封。

【注意】出现腹泻时,可酌情减量。

8. 黄连上清片

【处方】黄连5 g,栀子40 g,连翘40 g,炒蔓荆子40 g,防风20 g,荆芥穗40 g,白芷40 g,黄芩40 g,菊花80 g,薄荷20 g,大黄160 g,黄柏20 g,桔梗

40 g,川芎 20 g,石膏 20 g,旋覆花 10 g,甘草 20 g。

【性状】本品为糖衣片或薄膜衣片,除去包衣后显黄棕色至棕褐色;气香,味苦。

【功能与主治】散风清热,泻火止痛。用于风热上攻、肺胃热盛所致的头晕目眩、暴发火眼、牙齿疼痛、口舌生疮、咽喉肿痛、耳痛耳鸣、大便秘结、小便短赤。

【用法与用量】口服。每次 6 片,每日 2 次。

【贮藏】密封。

【注意】忌食辛辣食物;孕妇慎用;脾胃虚寒者禁用。

9. 清胃黄连片

【处方】黄连 62 g,石膏 62 g,桔梗 62 g,甘草 31 g,知母 62 g,玄参 62 g,地黄 62 g,牡丹皮 62 g,天花粉 62 g,连翘 62 g,栀子 156 g,黄柏 156 g,黄芩 156 g,赤芍 62 g。

【性状】本品为糖衣片或薄膜衣片,除去包衣后显棕色至棕褐色;味苦。

【功能与主治】清胃泻火,解毒消肿。用于肺胃火盛所致的口舌生疮,齿龈、咽喉肿痛。

【用法与用量】口服。每次 8 片〔规格(1)、规格(2)〕或每次 4 片〔规格(3)〕,每日 2 次。

【贮藏】密封。

10. 穿心莲片

【处方】穿心莲 1 000 g。

【性状】本品为糖衣片或薄膜衣片,除去包衣后显灰褐色至棕褐色;味苦。

【功能与主治】清热解毒,凉血消肿。用于邪毒内盛,感冒发热,咽喉肿痛,口舌生疮,顿咳劳嗽,泄泻痢疾,热淋涩痛,痈肿疮疡,毒蛇咬伤。

【用法与用量】口服。每次 2～3 片(小片),每日 3～4 次;或每次 1～2 片(大片),每日 3 次。

【贮藏】密封。

11. 知柏地黄丸

【处方】知母 40 g,黄柏 40 g,熟地 160 g,山茱萸(制)80 g,牡丹皮 60 g,山

药 80 g,茯苓 60 g,泽泻 60 g。

【性状】本品为棕黑色的水蜜丸、黑褐色的小蜜丸或大蜜丸;味甜而带酸苦。

【功能与主治】滋阴降火。用于阴虚火旺,潮热盗汗,口干咽痛,耳鸣遗精,小便短赤。

【用法与用量】口服。水蜜丸每次 6 g,小蜜丸每次 9 g,大蜜丸每次 1 丸,每日 2 次。

【贮藏】密封。

12. 冰硼散

【处方】冰片 50 g,硼砂(煅)500 g,朱砂 60 g,玄明粉 500 g。

【性状】本品为粉红色的粉末;气芳香,味辛凉。

【功能与主治】清热解毒,消肿止痛。用于热毒蕴结所致的咽喉疼痛、牙龈肿痛、口舌生疮。

【用法与用量】吹敷患处,每次少量,每日数次。

【贮藏】密封。

13. 珠黄散

【处方】人工牛黄 500 g,珍珠 500 g。

【性状】本品为淡黄色的粉末;气腥。

【功能与主治】清热解毒,祛腐生肌。用于热毒内蕴所致的咽痛、咽部红肿、糜烂、口腔溃疡久不收敛。

【用法与用量】取药少许吹患处,每日 2～3 次。

【贮藏】密封。

【注意】忌食辛辣、油腻、厚味食物。

14. 复方珍珠口疮颗粒

【处方】珍珠 15 g,五倍子 300 g,苍术 450 g,甘草 150 g。

【性状】本品为棕色的颗粒;味微苦、涩而后甘。

【功能与主治】燥湿,生肌止痛。用于心脾湿热证口疮,症见口疮,周围红肿,中间凹陷,表面黄白,灼热疼痛,口干,口臭,舌红;复发性口腔溃疡见上述证候者。

【用法与用量】口服。每次 1 袋,开水 100 mL 溶解,分次含于口中,每口含 1～2 分钟后缓缓咽下;10 分钟内服完。每日 2 次。饭后半小时服用。5 日为 1 个疗程。

【贮藏】密闭,防潮。

15. 口腔溃疡散

【处方】青黛 240 g,枯矾 240 g,冰片 24 g。

【性状】本品为淡蓝色的粉末;气芳香,味涩。

【功能与主治】清热,消肿,止痛。用于火热内蕴所致的口舌生疮、黏膜破溃、红肿灼痛;复发性口疮、急性口炎见上述证候者。

【用法与用量】用消毒棉球蘸药擦患处。每日 2～3 次。

【贮藏】密封。

16. 口炎清颗粒

【处方】天冬 250 g,麦冬 250 g,玄参 250 g,山银花 300 g,甘草 125 g。

【性状】本品为棕黄色至棕褐色的颗粒;味甜、微苦;或味甘、微苦(无蔗糖)。

【功能与主治】滋阴清热,解毒消肿。用于阴虚火旺所致的口腔炎症。

【用法与用量】口服。每次 2 袋,每日 1～2 次。

【贮藏】密封。

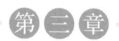

外 治 法

第一节 针 灸

取地仓、合谷,留针 15 分钟,每日或间日 1 次。连续几次。

秦晓光等认为,湿热浊气是其病机关键,治疗当清热利湿,采用凉荥法治疗,取穴:鱼际、内庭、少府、风池、合谷、曲池、关元、足三里、太冲、太溪。鱼际、内庭、少府采用凉泻法,风池、合谷、曲池、关元、足三里、太冲、太溪。鱼际、内庭、少府采用凉泻法,风池、合谷、曲池、关元、足三里采用平补平泻针法,每日 1 次。〔秦晓光,杜小正,严兴科,等.何天有教授采用凉荥法治疗小儿口疮 20 例[J].中医儿科杂志,2012,8(1):40-43.〕

针灸治疗的处方基于针灸辨证治疗口疮的相关临床文献整理而来。心脾积热证:清心泻脾,消肿止痛。取穴:通里、公孙、内庭、合谷、劳宫、地仓、颊车、足三里。胃火炽盛证:清泻胃火,消肿止痛。取穴:颊车、下关、合谷、二间、厉兑、内庭。阴虚火旺证:滋阴降火,引火归原。取穴:肾俞、命门、太溪、三阴交、合谷、照海、通里。脾虚阴火证:温补脾胃,升阳降火。取穴:三阴交、阴陵泉、脾俞、足三里、合谷。灸法适用于虚证。取足三里、肾俞、脾俞、养老等穴,采用艾卷温和灸,每穴灸 10 分钟,每日灸 1 次,10 次为 1 个疗程。(《口疮中医临床实践指南》)

第二节 穴 位 敷 贴

(1)吴茱萸 30 g,研末,用水调成糊状,外敷足底涌泉穴。

(2)细辛烘干,研为细末,用甘油或陈醋调成膏,纱布包裹,敷神阙穴,外用胶布固定。

（3）吴茱萸（半生半炒），研为细末，用醋调成膏，敷双足涌泉穴。

（4）密陀僧适量，研为细末，醋调成膏，敷双足涌泉穴。

（5）生附子烘干，研为细末，醋调成膏，敷双足涌泉穴，引火归原。适用于口疮久不愈合，虚火上浮者。

（6）生附子、吴茱萸、大黄各等分，烘干，共研为细末，过筛，用米醋调成膏，纱布包裹，敷涌泉穴，每日1次，昼敷夜换，夜敷昼换。

（7）莱菔子、白芥子、地肤子各等分，烘干研为细末，过筛，食醋适量调为稠糊，敷双足涌泉穴。外用绷带包扎、固定。

（8）硫黄、硝石各等分，共研为细末，过筛，加面粉适量，用水调成膏敷双足涌泉穴，胶布固定。

（9）白及烘干，研为细末，过筛，乳汁调成膏，敷双足涌泉穴。

（10）生大黄9g，炒绿豆6g，丁香1.5g，共研为细末，用醋调成膏，敷涌泉穴。

（11）黄柏、生大黄、鲜生地各6g。前二味药，烘干，研为细末，同生地捣融，加酒适量，调成糊状，敷双足涌泉穴，外用纱布包扎。

（12）生地6g，吴茱萸2g，蓖麻仁7粒。前二味药，烘干，研为细末，和蓖麻子仁共捣融，敷双足涌泉穴，布带包扎。

（13）硝石、矾石各等分。共研为细末，过筛，加面粉适量，用陈醋调成膏，于睡前敷涌泉穴，次晨去掉。

（14）生半夏6g，黄连3g，栀子3g。烘干，共研为细末，过筛，陈醋调成膏，睡前敷双足涌泉穴。外盖纱布或布带包扎，连敷2至4个晚上。

（15）鲜地龙30g，吴茱萸3g。地龙洗净泥土，放入净碗内，撒些白糖，顷刻，地龙体液大量外渗而死，然后加入吴茱萸末和面粉适量，调均匀，敷双足涌泉穴，每日换药1～2次，一般3日可愈。

（16）黄柏（或黄连、大黄）细辛各等分。烘干，共研为细末，醋纱布包裹，敷神阙穴，外用纱布包裹。

（17）吴茱萸、细辛各10g，上肉桂2g，共研细末，醋调，取蚕豆大小一粒敷于两足底涌泉穴，覆盖纱布，以胶布固定，每日换药1次。

（18）吴茱萸15～30g，研为细粉末，加入适量食醋调成糊状。将双脚洗净后擦干，把药粉敷盖于涌泉穴，用纱布包扎（最好在纱布内衬一层油纸），24小时取下即可。

(19) 釜底抽薪散：吴茱萸 15 g，生大黄、胡黄连各 6 g，生胆南星 3 g。共为细末，混匀，贮瓶备用。每次取 3～5 g，用陈醋适量烧开，放入散剂，调匀成糊状，敷于双足涌泉穴，以塑料薄膜、干净纱布覆盖，胶布固定，一日一换。3 次为 1 个疗程。用于小儿口疮。同时用鸡蛋黄油每日涂溃疡面 3～4 次。

(20) 明矾、巴豆各 1 g，明雄黄 0.2 g。诸药捣如膏，制成 17 丸。取 1 丸放于圆形胶布中间，贴于印堂穴，24 小时取掉，一般 2～3 日即可。雄黄适量，研为细末，新汲水调，贴手心、足心，见效后，即洗。(《脾胃病外治法》)

口疮久不愈，虚火也，用生附子一个，切焙为末，醋和作饼，男左女右，贴脚心，引火下行自愈。〔《金匮启钥（幼科）》卷二〕

汤氏方：治小儿心有客热，满口生疮。用天南星末醋调，贴脚心。又有用吴茱萸末米醋调涂亦可。(《名方类证医书大全》卷之二十三)

第三节　纳 药 法

(一) 含漱法

(1) 北沙参含漱法：北沙参 15 g，黄柏 15 g，冰片 2 g。含漱方法：将上述药物放入热水瓶中，用开水冲泡 15 分钟后，即可饮用。每次倒出约 250 mL 含漱，含漱剩下约 100 mL 时，改为慢慢咽下，滋润口腔。

(2) 黄连水含漱法：黄连 2～4 g，切碎，或研成细末，备用。含漱方法：把黄连放在干净茶杯或保温杯中，用沸水冲满，把杯盖盖上。待开水变黄，水温适中时，即可含漱。每日含漱 3～10 次，视病情轻重而定。第一杯黄连水含漱完后，可用开水继续冲第二次。每次含漱后吐出药水。

(3) 三黄水含漱法：生地、黄芩、黄柏各 3 g，切碎，或研成细末，备用。含漱方法：基本方法同上述，但本法所用药物较上法多，故第一杯含漱完后，可再冲第二次、第三次，以免浪费药物。

(4) 含漱 0.05％氯已定液、5％四环素混悬液等具有抗菌、止痛、缩短病程的作用。

（5）黄芩 12 g，生石膏 30 g，佩兰 12 g，煎煮过滤含漱，每日 3～4 次。

（6）黄连、升麻、当归各 6 g，生地、射干各 15 g，牡丹皮 10 g，金银花、连翘各 20 g。水煎 2 次，共得药液 300 mL，漱时要将药液含在口中片刻，待口腔溃疡处疼痛减轻后吐出，连续 3～5 遍。

（7）五倍子 15 g，白芷 10 g，细辛 3 g。加水 500 mL，用文火煎至 250 mL，含液漱口，即可止痛。漱毕有肉泛起，再用温开水冲漱，每日 2～3 次，适用于成人、小儿各种口疮。

（8）黄芩、黄连、黄柏各 30 g，水煎漱口，每日数次。

（9）黄连 6 g，放茶杯中，冲入开水，待水色发黄，趁热漱口，每日数次。

（10）黄连、黄芩、黄柏各 9 g，上药共研末，加开水 20 mL，浸泡 2 小时后，再加入红糖。用前先用温水漱口，然后取药液 10 mL 含漱，每日 3～5 次。本方对鹅口疮及舌炎亦有效。

（11）野菊花、金银花、薄荷、连翘、板蓝根各 10 g，玄参 15 g，加水 1 000 mL 煎沸。待温后含漱，每次至少含漱 3 分钟，每日 3～5 次。用于口疮实证。

（《脾胃病外治法》）

（二）涂搽法

（1）珍珠、黄柏、儿茶各 5 g，青黛、雄黄各 10 g，冰片 1 g。以上诸药分别研成极细末，然后混合再研，装瓶备用、用时以棉签蘸冷茶水，再沾上药涂于疮面，每日 2～3 次。

（2）煅炉甘石 2 g，煅人中白 1 g，青黛 2 g，冰片 0.3 g，枯矾 0.5 g。上药共为极细末，放瓶中收贮，盖严勿受潮湿，用时将其搽于患处，每日 1 次。

（3）人中白（锻透、勿焦）、白芷各 100 g，冰片 15 g，共研细末，涂溃疡面，每日 2～3 次。

（4）冰片、银珠各 2.5 g，滑石 25 g，共研极细末涂患处。

（5）玄明粉（风化）15 g，朱砂 1.5 g，硼砂 9 g，冰片 1.2 g。共研为极细末，每用少许涂患处。适用于实证口疮。

（6）儿茶 3 g，冰片 1.5 g。共研细末，每日涂患处 3～4 次。

（7）冰片 0.3 g，鸡蛋清 1 个，将冰片研末，加入鸡蛋清混合，涂患处，每日 2～3 次。本方有止痛、消炎作用。

(8) 黄柏 30 g,青黛 9 g,肉桂 3 g,冰片 0.6 g。上药分别研细末,和匀,搽于疮面,每日 3～4 次。适用于虚性口疮。

(9) 青黛、硼砂、煅炉甘石、五倍子各 3 g,明矾、牛黄、冰片、珍珠、玄明粉各 1.5 g。上药共研为细末,用时先将患部擦拭干净,用时取消毒棉签蘸药少许涂于患处,5～10 分钟后漱口。

(10) 朱砂、白矾、儿茶、牛黄、月石、梅片、芒硝、青黛各等分。共研细面,外涂患处。

(11) 麝香 0.3 g,羚羊角 3 g,冰片 0.6 g,蟾酥 0.005 g,熊胆酸 0.2 g,制成菜籽大丸粒,每丸 12.5 mg,开水溶化后涂溃疡处。

(12) 青黛 60 g,冰片 12 g,薄荷冰 2.4 g,共研末,混合密闭保存。用时以消毒棉签蘸药末少许,涂于溃疡部位,以能覆盖溃疡面为宜,每日 4～5 次。

(13) 鸡内金 9 g,冰片 3 g,生白矾 3 g,共研细末,密封瓶内备用。将配好的药面,适量撒于溃疡面上,日行数次,多在 3 日内痊愈。(《脾胃病外治法》)

蛋黄油新鲜鸡蛋煮熟取黄,文火煎出蛋黄油,外敷溃疡面上。实证、虚证均可用,用于溃疡日久不敛者更佳。

养阴生肌散具有养阴生肌、消肿止痛的功效。组成:青黛 150 g,甘草粉 150 g,牛黄 80 g,黄柏粉 80 g,枯矾 150 g,龙胆草 80 g,冰片 150 g,煅石膏 80 g,薄荷脑 80 g。均匀涂布于溃疡表面,保持 15 min 左右,每日 3 次。用于治疗慢性及虚火型口疮。

青达油(由青黛、鞣酸、达克罗宁、冰片等组成),治疗儿童服药困难的儿童口腔溃疡,局部涂抹青达油。〔王凤娟.青达油治疗儿童复发性口腔溃疡 42 例疗效观察[J].山东中医药大学学报,2007,31(3):221-222.〕

(三) 吹药疗法

(1) 白矾 60 g,活蜘蛛 6 个,冰片 1.5 g。将白矾用砂锅融化,再放入蜘蛛,待白矾全成为枯矾时离火,剔除蜘蛛,放乳钵内,加入冰片,共研细末贮瓶备用。用纸筒将药粉少许吹于患处,每日 2 次。

(2) 僵蚕 12 g,白花蛇舌草 15 g,冰片 0.6 g,丹参 12 g,共研细末。心火炽盛者加人工牛黄 0.3 g,黄连 6 g,研细末;胃火炽盛者,加大黄 6 g,升麻 9 g,

研细末。以上药末吹于溃疡处,每日5～6次。本方配以内服药效果较好。

（3）黄连3 g,煅石膏3 g,冰片1.5 g。上药共研细末,吹患处,每日3次。

（4）熟石膏12 g,玄明粉、梅片各1 g,甘草末4 g,辰砂0.6 g,腰黄0.3 g。每日3～5次吹患处。

（5）炒五倍子30 g,枯矾、冰片各3 g,硼砂9 g,玄明粉、朱砂各1.5 g。研末吹喷患处,每日3～4次。（《脾胃病外治法》）

煅鹿角霜15 g,枯矾10 g,共研细末,吹撒患处,日吹3～4次,在局部起到温化湿邪,愈合溃烂作用。外吹鹿枯散。（《名老中医医话》）

干姜、黄连各等分,共研极细末,吹撒患处,每日2～3次,在局部起到调和阴阳、除湿化浊、愈合溃烂的作用。外吹阴阳散。（《外科大成》卷三）

黄柏、青黛各3 g,肉桂1.5 g,冰片0.3 g,共研细末,吹撒患处,每日3次。外吹柳花菜。（《医宗金鉴·外科》卷上《口部》）

吹药用绿袍散治疗,消肿止痛,组成成分是青黛、黄柏、山豆根、薄荷、黄连、儿茶(炒)、人中白(煅)、硼砂(炒)、冰片。

吹药用枣砒散或赤霜散以祛腐,化腐止烂。适当配伍西月石、牛黄、五倍子、珍珠粉以及凤凰衣等解毒祛腐,止烂生肌。

吹药用代刀散,托毒排脓,方中有牙硝、薄荷、硼砂、冰片、皂角等药,具有排脓易尽的特点。

吹药用生肌散治疗,生肌收敛,成分包括雄黄、石膏、青黛、甘草、冰片等。〔朱玲,郑日新,钱雅琴.郑日新治疗口疮经验拾零[J].中医药临床杂志,2021,33(4):4.〕

中医口疮散,药物组成:煅炉甘石2 g、人中白1 g、青黛2 g、枯矾0.5 g,研成细末,上药前先用0.9%氯化钠注射液浸湿棉球,将口腔病变部位黏膜表面的分泌物轻轻擦洗一遍,再用干棉球吸附干净用5 mL一次性针筒,去掉针头和活塞,空筒里装上所需口疮散,让患儿张口后,用负压吸引球尖端对准空筒末端吹口疮散,使药粉均匀喷洒于口腔炎部。〔李荷清,袁宝琴,赵晓芷.口疮散治疗小儿溃疡性口腔炎的疗效观察与护理[J].中国医药导报,2008,5(15):148-148.〕

(四) 喷撒法

(1) 黄连 12 g,黄柏 20 g,青黛 26 g,龙骨 12 g,白及 30 g,海螵蛸 30 g,轻粉 4 g,冰片 4 g,雄黄 8 g,朱砂 14 g,硼砂 30 g,甘草 10 g。共研细末,局部喷撒,每日 5~6 次。

(2) 大枣 10 枚,白矾 20 g,苦瓜叶 10 g,青黛 10 g,冰片 3 g。大枣去核,将白矾打碎放在大枣内,于火上煅至白矾枯白,大枣焦黑为度。冷后再加干苦瓜叶共研细末,然后加入青黛、冰片,置乳钵中研成极细粉末,用冷盐开水含漱后,将药粉喷撒于局部,每日 1~2 次。

(3) 明腰黄 0.6 g,真西黄 0.3 g,煅石膏 3 g,青黛 0.6 g,薄荷 0.3 g,甘草末 0.3 g,黄柏末 0.3 g,龙胆草末 0.3 g,冰片 0.3 g。先将明腰黄和真西黄共研至无声,入煅石膏再研,然后再将青黛等五味药加入共研,最后入冰片研匀即成。用时每 3 小时 1 次,用喷粉器喷于患处。

(4) 熟石膏 15 g,雄黄 6 g,煅人中白 9 g,炒硼砂 15 g,朱砂 0.9 g,冰片 1.2 g。共研细末,用喷药器喷入,每日 2~3 次。(《脾胃病外治法》)

生肌散药物组成(雄黄、石膏、青黛、甘草、冰片等),功效为养阴生肌,祛腐止痛,主要用于溃疡创面色暗红或淡白,局部创面漫肿不高出基底部,或腐烂范围呈不规则散漫状,或表面分泌物色淡白、质清晰等的虚证、寒证或虚实夹杂证之口疮。

祛腐散药物组成(雄黄、月石、青黛、人中白等),功效为清热祛腐,生肌止痛,主要用于小儿疱疹性口疮,临床表现为,唇舌及口腔黏膜散见大小不等黄白色溃疡斑点,边缘色红,影响进食,舌红苔黄,脉滑数等症。〔陈必新.黄莘农老中医治疗口疮临证经验[J].辽宁中医药大学学报,2009,11(12):2.〕

白玉散(煅石膏、白芷、白及等入药组成),均匀喷洒于溃疡上。〔刘小莉,文花,刘晓蓉,等.白玉散治疗小儿手足口病口腔溃疡疗效观察[J].中国医师

进修杂志,2011,34(9):2.〕

(五) 脐疗法

(1) 隔药灸脐法：细辛1g,丁香、肉桂各2g,吴茱萸3g,研为细末,用麻油调成糊状。涂填肚脐眼,再将艾叶捏成直径2cm、高1.5cm的圆锥形艾炷,放药上灸之,每日1次(重者2次),每次7壮。用于小儿口疮。

(2) 吴茱萸、干姜、木鳖子各适量,共研为末,冷水调。以纸压脐上。用于元脏气虚,浮阳上攻所致的口舌生疮。

(3) 用艾绒或加入其他药物(如丁香、吴茱萸、附子、细辛等)做成的艾条点燃,对准脐部进行熏烤,直到患者感觉温热舒适,连续5～10分钟,至局部发红为主,也可配合雀啄灸,每日1次,重者加灸1次。注意防止烧伤。

(4) 取细辛3g,丁香、肉桂各2g,吴茱萸3g,共研为细末,用麻油调成糊状,涂填于肚脐(以上为1次用量)。将艾叶捏成直径2cm、高1.5cm的圆锥形艾炷。将艾炷置药糊上,点燃上头,令其自燃,直到患者感觉温热舒适或发烫时易换,共灸7壮,至局部发红,注意防止烧伤。此灸法每日1次,重者可加灸1次,适用于小儿患者。(《脾胃病外治法》)

(六) 刺足跟疗法

在足跟后横纹(赤白肉际)正中点消毒后,用针刺0.5cm深,迅速拔针,挤出血液或黄色黏液少许。

(七) 耳穴压丸法

取穴：心穴、脾穴、口穴、舌穴等耳穴。

用法：用王不留行籽贴压耳穴处,每日按压3～4次,每次3～5分钟。以耳郭出现红热为度,不宜用力过大。(《脾胃病外治法》)

第四节　推　拿　法

推天锥骨,揉天突,清胃经,清板门。发热加退六腑,水底捞明月,揉二扇门。用于风热乘脾证。

清心平肝,清天河水,清小肠,捣小天心。用于心火上炎证。

清胃,清板门,退六腑,清大肠,清大河水。腹胀加分腹阴阳、摩腹;便秘加推下七节骨。用于脾胃积热证。

补肾,揉二马,分手阴阳,清天河水,推涌泉穴。用于虚火上炎证。(《脾胃病外治法》)

取穴:心俞、肝俞、胆俞、脾俞、胃俞、神门、蠡沟、解溪、照海。操作手法:嘱患者取卧位,完全放松,调整呼吸,用大拇指指腹或肘尖点按穴位,并逐渐加压,以患者能忍受为度,并作均匀回旋运动,每穴 3 分钟。

① 先清小肠经、心经、天河水各 3 分钟,再揉内劳宫、小天心各 2 分钟,最后推板门、泻脾经各 3 分钟。可用于小儿心脾积热之口疮。② 先推涌泉 5 分钟,再逆运内八卦,分阴阳推三关各 3 分钟,清天河水,最后补肾经 5 分钟。可用于小儿阴虚火旺型口疮。(《口疮中医临床实践指南》)

陈秀珍推拿治疗 28 例口疮患儿,手部揉掌小横纹、揉总筋、掐总筋、足部揉涌泉。发热加用清天河水,推脊,挤捏肺俞、大椎,提拿肩井。每日 1 次,3 日为 1 个疗程,治疗 2 个疗程,总有效率为 100%。〔陈秀珍. 推拿治疗小儿口疮 28 例[J]. 河北中医,2001(6):256－456.〕

单杰等采用推拿治疗小儿口疮 46 例,基本选穴为清脾胃,清天河水。若伴发热者去清天河水,加退六腑;流口水重加小横纹;烦躁、惊悸加捣小天心;虚火上炎加二马,推涌泉;伤乳食者加八卦。每日 1 次。推拿组病例均 1 次见效,连续治疗 1～3 次痊愈,平均治疗 2～3 日。(《推拿治疗小儿口疮 46 例》)

宫兆莉采用示、中指推法,拇指或示、中指揉法,掐法,以滑石粉为介质,取清板门、补肾经、揉小天心、揉总筋、清小肠、清天河水、退六腑、掐四横纹等穴治疗 50 例口疮患儿,每日治疗 1 次。经 1～2 次治疗后,口疮疼痛减轻,吮乳或饮食趋于正常者 43 例;经 3～4 次治疗后,口疮消失,舌质、舌苔正常而痊愈者 37 例；经 5～6 次治疗痊愈 13 例，痊愈率为 100％。

杜幼蕊等用推拿治疗小儿口疮 50 例，选穴推补肾水、推清天河水、揉总筋、揉小天心、揉小横纹、推四横纹、推清板门、推清肺金、揉二人上马，每日推拿 2 次，口疮疼痛较剧者每日推拿 4 次，1 个疗程结束后总有效率为 100％。〔杜幼蕊，樊景美．小儿推拿治疗口疮 50 例〔J〕．实用医技杂志，2005（10B）：2942．〕

段萍采用推拿治疗口疮患儿 42 例，以滑石粉为介质，选穴清脾土、清心火。实证加清天河水；虚证加推补肾水；发热者去清天河水，加退下六腑；便干者清肺，清大肠。每日治疗 1 次。结果所有患儿均 1 次见效，总有效率为 100％。经 1～3 次治疗后，痊愈 32 例；经 4～6 次治疗后，痊愈 10 例。〔段萍．推拿治疗幼儿口疮 42 例〔J〕．辽宁中医杂志，2006，33（2）：1．〕

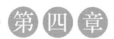

第 四 章
药 膳 疗 法

（1）食用猕猴桃可以促进和预防口腔溃疡。猕猴桃被称为水果之王，其果肉中含有丰富的维生素 C 可以提高机体的免疫力和抗病能力，而猕猴桃中还含维生素 B 等微量元素，则可以促进溃疡愈合的作用，所以猕猴桃对于维生素缺乏和免疫力低下的口腔溃疡患者效果比较好，此外猕猴桃具有润肠通便的功能，对于肠腑积热型也有一定的效果。食用方法：选取熟透的猕猴桃（野生的更好），去掉皮之后，直接食用，每次食用 2～3 个，每日吃两次，睡前吃效果更好，坚持食用，效果较佳。食用板栗，板栗具有益气健脾和厚补肠胃的作用，对于脾胃虚弱型的口腔溃疡患者有一定作用，特别适合天气干燥的冬季食用。食用或局部涂蜂蜜（最好原汁蜂蜜），或者睡前含服蜂蜜，可以减轻溃疡的疼痛和促进溃疡的愈合，《本草纲目》中已记载蜂蜜能主治口中生疮。

（2）芩草大米粥：黄芩 10 g，甘草 5 g，生石膏 30 g，大米 50 g。将药放入锅中，加清水适量，水煎沸 30 分钟，去渣，滤取药汁，再加大米煮成粥，待粥熟时调入适量白糖。再煮一二沸即可。每日 1 剂。7 日为 1 个疗程。连用 1～2 个疗程。适用于口腔溃疡疮面色红而肿、口渴、小便色黄、大便干结、脉沉患者。

（3）黄芪升麻粥：党参、黄芪、升麻各 10 g 大米 50 g。洗净放入锅中，加清水浸泡 5～10 分钟，水煎沸 30 分钟。滤取药液加大米煮成粥，待粥熟后加入适量白糖调味即可服食，每日 1 剂，7 剂为 1 个疗程，连续服食 2～3 个疗程。适用于口腔溃疡不红不肿、疼痛轻微、久而不愈、四肢乏力、脉细患者。

（4）补中益气粥：党参、黄芪、炙甘草、升麻、白术、柴胡、当归、陈皮各 10 g，大米 100 g，白糖少许。将诸药择净，放入锅中，加清水适量，浸泡 5～10 分钟后，水煎取汁，同大米煮，熟时调入白糖，再煮一二沸即成，每日 2 剂，7 日为 1 个疗程，连用 2～3 个疗程，余药可水煎取汁。

（5）沙参麦冬粥：北沙参、玉竹、麦冬、天花粉、扁豆、桑叶各 10 g，生甘草

5 g,大米 100 g,白糖适量将诸药择净,放入锅内,加清水适量,浸泡 5~10 分钟后,水煎取汁,适用于口腔溃疡伴口干欲饮,便秘尿黄者。

(6)知柏三地粥:知母、黄柏、熟地、生地、地骨皮各 10 g,大米 100 g,白糖适量。将诸药择净,放入锅中,加清水适量,水煎取汁,再加大米煮粥,待熟时调入白糖,再煮一二沸即成,每日 2 剂,7 日为 1 个疗程,连用 2~3 个疗程。适用于口腔溃疡时愈时发。此起彼伏且烦恼不安、失眠多梦、舌尖红,苔少或无,脉细数者。

(7)母地三胶粥:知母、川贝母、地骨皮、牡丹皮、龟板胶、鳖甲胶、鱼鳔胶各 10 g,大米 100 g,白糖适量,将诸药择净,放入锅中,加清水适量,水煎取汁,再加大火煮待熟时调入三胶和白糖,再煮一二沸即成,每日两剂,7 日为 1 个疗程,连用 2~3 个疗程,适用于口腔溃经久不愈、心悸失眠者。

(8)牛黄益金粥:牛黄 0.3 g,生石膏 30 g,大黄、黄芩、桔梗各 10 g,生甘草 5 g,大米 50 g,白糖适量,将诸药择净,放入锅中,加清水适量,水煎取汁,再加大米煮,待熟时调入牛黄、白糖,再煮一二沸即成,每日 2 剂,7 日为 1 个疗程,连用 1~2 个疗程,适用于口腔溃疡,疮面色红而肿。口渴欲饮,小便色黄,大便干结,舌红苔黄,脉沉实或洪滑者。〔李欢.浅谈中医治疗复发性口腔溃疡[J].世界最新医学信息文摘,2018(72):3.〕

口疮历代名家经验

口疮

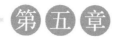

近现代名医医论医话

一、黄莘农

心脾壅热上冲是口疮发病的基础,而疲劳或人体抵抗力下降是其诱发因素,口疮反复发作日久必致气血两亏。每当人体或过度劳累,或思虑日久,或月经来潮,正气虚弱之时,火热兼夹湿邪上冲口舌则发为口疮。治疗方面黄莘农主张,外治为主,兼以内服中药治疗。外治注重溃疡创面的局部辨证,根据患者不同体质,辨证施治。内治方面,实证多以导赤散加减,虚证多以八珍汤加减,而虚实夹杂之证则多两方相合加减治之。〔晏英,任思秀,刘赟,等.黄莘农治疗"口疮"经验[J].深圳中西医结合杂志,2014,24(5):157-159.〕

二、陆德铭

口疮是临床常见的病证,常此愈彼起,反复发作,严重时影响进食、休息,患者苦不堪言。陆德铭认为口疮患者多属虚火,素体阴虚,水不济火,虚火上炎,熏发于口。加之劳倦过度,思虑太过,久病耗损等耗气伤阴,故容易反复,在临床上可以看到反复发作的口腔溃疡患者,常常有脾虚之象,如神疲乏力、舌边有齿痕等,脾虚既不能托毒外出,也不能生肌敛疮。此外,口腔黏膜与人之皮毛相似,卫外不固,则易为外邪侵犯。陆德铭受黄芪治疗痈、疽、疖、疔托毒生肌的启发,认为黄芪有很好的托毒生肌敛疮的功效,亦可用于口疮的生肌收口,故治疗反复发作的口疮常以黄芪配女贞子,黄芪补中固卫、托补兼施,以达到托毒生肌敛疮的作用。黄芪亦可泻阴火,女贞子性甘凉,功能补益肝肾、清虚热,两药合用可益气养阴泻火、生肌收口。而且陆德铭认为黄芪剂量宜大,往往从30 g起,根据病情,可逐渐增加到45～60 g。〔刘静,朱琰.陆德铭教授中医外科临证使用黄芪经验选萃[J].湖南中医药大学学报,2020,40(9):1110-1114.〕

三、周学文

口疮是一种反复发作的口腔黏膜局限性溃疡损伤性疾病,属于中医学

"口疳口糜"范畴,有学者分型为心脾积热、脾虚湿困、脾肾阳虚、阴虚火旺等。《圣济总录·口齿门》谓:"口疮者,由心脾有热,气冲上焦,重发口舌,故作疮也。"《内经》中言:"诸痛痒疮,皆属于火。"周学文认为口疮的发生与心、脾、胃之功能密切相关,亦可采取治痈之法,与消化性溃疡异曲同工。胃主受纳与腐熟水谷,脾胃同居中州,脾升胃降,为气机升降之枢纽。若感受外邪,或因胆火扰心、情志失畅,脾胃功能失常,升降失司,气机郁滞,日久则郁而化热成毒,日久成痈,心脾与口唇密切相关,则发为口疮。周文学提出以痈论治口疮,清心脾之热,助中州之气。药物选用黄连、黄芩、蒲公英、野菊花、生甘草等,清热解毒,消痈生肌;用黄芪、浙贝母等,托毒生肌;用麦冬、黄精、当归等益气养阴荣血;用茜草、海螵蛸凉血收敛止血;白芍、甘草合用收敛止痛。黄连、黄芩清上中焦之火,研究表明,半夏泻心汤当中黄连、黄芩的提取物,有较强的广谱抗病原微生物作用。〔周天羽,杨关林.芪连相伍为用——国医大师周学文学术经验探析[J].中华中医药学刊,2021,39(7):1-9.〕

四、李乃庚

在临床中因小儿恣食肥甘厚味,饮食积滞化为胃肠瘀热,上炎口窍发为口疮,成心脾积热之证者多见。胃肠瘀热,即食伤脾胃而生的内热,内热不去则易生口疮。正如《圣济总录》所说:口疮者,心脾积热,气冲上焦,熏发口舌,故作疮也。李乃庚治疗此类口疮患儿时不单纯见热退热,除胃肠瘀热之本则热自去,使邪热从大小便而去,常选加味导赤散加减通腑泄热,清心导赤。方中熟大黄、莪术、莱菔子、槟榔通腑泄热,消积导滞;生石膏、连翘、竹叶、甘草清其邪热;芦根、麦冬养阴和胃。诸药合用可釜底抽薪、邪去正安。〔袁洋,陈光明,徐玲,等.李乃庚运用"胃肠瘀热"理论治疗儿科疾病经验[J].四川中医,2019(12).〕

五、戴永生

《中医五行研究及临床应用》中将临床诊治过的 224 例口疮病归纳总结成七大类型,即心脾积热型、心肝实热型、土虚火浮型、脾虚肝乘型、肝热乘脾型、肾虚心火型、肝经郁热型。其中,临床以土虚火浮型最为常见。而脾胃之与火的关系,是复发性口疮病产生的先决条件。

戴永生认为,中医五行与口疮之土虚火浮证有着密切的联系。根据中医五行学说来看,土虚火浮一方面指心为火,脾为土,火生土,心为脾之母,心主血,脾生血,脾健运则化血充足,血足则心有所主,然脾(胃)气虚,气血生化乏源,导致心无所主,日久则郁热化火,心火上炎于口,故生口疮;另一方面意指肾为水,土克水,若脾(胃)气虚下流,不能克制肾水,日久湿聚化热,虚火上炎,故生口疮。戴永生将土虚火浮之口疮病辨为子病犯母、虚实夹杂之证,不同于李东垣的阴火理论。戴永生在临证中还发现了口疮的病因病机除脾胃气虚外,另有脾胃阳虚、除胃火不降,亦有心火亢盛、肾阴虚火旺之证,故戴永生认为"土虚火浮"的土虚意指脾(胃)气虚,火浮有三:一为土虚之火上浮;二为心火亢盛上浮;三为脾虚下流、肾中阴火上冲,并分别辨治如下。

(1)土中之火上浮证治:口疮以唇内生疮,溃面呈淡红色,兼有唇干口燥、口气重,饥而不欲食,大便偏干,又见少寐多梦,舌质淡红苔中黄少津,脉细数无力。治以补土纳火、方用四君子汤、竹叶石膏汤、三妙散合方加减。

(2)土虚心火亢证治:口疮在舌尖两颊或在齿龈,溃面鲜红,兼有面黄少泽,神倦乏力,少气懒言,纳少腹胀,大便稀溏,继见舌尖红(绛)苔薄白,心烦少寐,目赤,尿黄而不畅,脉细数无力。治以补土降火,方用四君子汤、导赤散加味。

(3)土虚肾火浮证治:口疮在舌根,齿龈或两颊,溃面呈淡红或淡白,兼有面黄少泽,神倦无力,少气懒言,纳少腹胀,大便稀薄;继见腰部酸重,尿热而数,舌质淡黯、苔薄白,脉沉数无力。治以补土伏火,方用四君子汤、封髓丹加味。(《中医五行研究及临床应用》)

六、郑日新

郑氏喉科治疗口疮倡内外并治,内治口疮注重兼证选方,治疗伤燥口疮宜养阴清润,忌表散。不仅有中医内治法要依证选方,外治喉科吹药同样也需辨证施治,必须根据喉科临床病变的需要而使用何种药物。不同的症状使用不同的配方,只有这样才能达到治疗的预期效果。

1. **心火上炎证** 可见溃疡面小,数目多,多分布在舌尖、舌前中部或舌两侧,色红,疼痛明显,不喜饮热,进食刺激食物后疼痛更甚,伴见心烦口渴,性急,小便短赤,舌质红,苔黄,脉数。治以清心降火,凉血利尿。方用导赤散合紫正地黄汤加减治疗。

2. 脾胃积热证 口疮数目多且密集,呈现圆形、椭圆形,大小不等,甚至可融合成片,局部红肿隆起,基底平坦,表面黄色腐败物覆盖,疼痛剧烈,吞咽时尤甚。并伴见口渴,口臭,脘腹胀闷,嗳腐吞酸,大便秘结,舌质红,苔黄腻,脉实有力。治以清泄脾胃,消肿化腐。方用凉膈散加减治之。

3. 虚火上炎证 口疮数目少,多发生在唇、龈、舌、颊、咽等处,溃烂面较小,边缘稍微红肿,时有灼烧痛,此起彼伏,经常复发。兼见四肢不温,倦怠乏力,喜热饮,舌质淡红,苔薄白而润,脉沉细。治宜扶阳抑阴,引火归原。方以潜阳封髓丹或三才封髓汤加减。

4. 脾虚湿困证 口疮数目少,但面积较大而浅,四周肿胀高突,颜色淡白,愈合较慢,疼痛较轻,常伴头昏重,神疲乏力,食欲不振,便溏腹泻,口黏不渴,舌苔白,脉沉缓。治以益气健脾,清热祛湿。方选补中益气汤合参苓白术散加减。

5. 脾肾阳虚证 口疮数目少而分散,表面色暗,四周苍白,无明显红肿,疼痛仅在进食时发作。伴见面色苍白,面浮肢肿,形寒肢冷,下利清谷,少腹冷痛,小便多,舌淡,苔白,脉沉弱等。治以温补脾肾,收敛溃烂。方用附桂理中汤加减治之。

口疮内治重视兼证选方,若属上焦实热,舌苔焦黄,口渴,宜导赤散加麦门冬、丹皮、贝母、黑山栀之类。周身潮热,多日未退者,六君加归芍麦门冬主之。若兼见大便溏薄者,七味白术散主之。寒热往来者,补中益气主之。如若咳嗽无痰,或痰黏难以咯出,间有内热者,金水六君煎主之。若中焦虚寒,手指尖冷,面色青白兼见者,理中汤主之。或病后脾虚者,四君加归芍主之。凡因下焦阴火,或因寒凉过甚,而致唇舌反现紫赤色,渴不喜饮,以及感燥气而致者,必须养阴清润,重用熟地。〔朱玲,郑日新,钱雅琴.郑日新治疗口疮经验拾零[J].中医药临床杂志,2021,33(4):4.〕

七、王庆国

王庆国认为口腔溃疡的病因主要分为外感风热、饮食不节、情志不畅、劳倦过度及先天禀赋不足五个方面,五种病因皆可致火热内蕴,进而循经上炎,熏蒸口舌,发为口疮。因此,火热内蕴为口腔溃疡发病的根本病机,泻火坚阴为临证相应之根本治法。临证辨证论治时,根据病因不同,火热内蕴之病机又可分为实火和虚火:实火为外感风热、饮食不节所致,对应病机为外感风热、心脾积热,治疗当清热散邪,泻火坚阴;虚火为情志不畅、劳倦过度及先天禀赋不足,对应病机为脾胃虚弱、阴虚火旺和阳虚火炎,治疗上当调补阴阳,泻火坚阴。总而言之,临证应把握根本病机,根据病机辨证分型,灵活诊治,方能提高疗效。

王庆国临证以审证求因的中医思维为指导,在治疗口疮方面形成了独特的治疗体系。泻火坚阴为根本治法。

1. 寒热平调,泻火坚阴 王庆国指出复发性口腔溃疡与胃肠道疾病密切相关,临床胃肠道疾病对口疮的影响较大。脾胃寒热不调,中焦升降失司,脾为阴脏,多生飧泄;胃为阳脏,多为实热,胃火上炎;寒热交阻,则生膜胀,久则蕴热,上冲于口,致使溃疡发作。此类患者常伴有胃凉喜温,胃脘部胀满不适,反酸,呃逆,舌红、苔黄腻,脉滑数等症。故以半夏泻心汤平调脾胃寒热,使中焦升降得宜,枢机正常,疾病自愈。

2. 调和太少,泻火坚阴 若口腔溃疡病起于风寒之邪袭表,则太阳表邪不解,郁而化热,内犯少阳,少阳经邪热循经上蒸于口,治当调和太少,泻火坚阴。患者多伴有微恶风寒,口苦,口干多饮,耳鸣,烦躁心悸,入睡困难,脱发,舌红,苔微黄腻,脉弦数等症。王庆国常以柴胡桂枝汤加减治之。柴胡桂枝汤为太阳少阳表里双解之轻剂,取小柴胡汤、桂枝汤各半量合剂制成。桂枝汤调和营卫、解肌发表,以治太阳之表,小柴胡汤和解少阳,宣展枢机,以治半表半里。全方共奏和解少阳、解肌发表之功,使郁遏于太少两经之邪热得解,则口疮自退。

3. 温补阳气,泻火坚阴 若患者表现为口腔溃疡伴后背凉,畏寒,汗出,耳鸣如蝉,腹部凉,喜按喜温,大便稀溏,舌淡暗有齿痕、苔薄白腻,脉沉滑等一派脾肾阳虚之象时,可知口疮的发生是由于阳虚日久,阳不化阴,日久致阴虚而虚火上炎所致。因此,当以温补阳气,泻火坚阴为治。王庆国常以郑氏潜阳丹合附子理中丸温补脾肾,泻火坚阴。郑氏潜阳丹为清代四川名医郑钦安所创,主治阳气不足、虚阳上浮诸症,全方共由四味药组成,以砂仁纳气归肾,附子辛热补肾中真阳,龟甲通阴助阳,甘草补中、伏火互根,诸药相合,共奏温阳纳气以使虚火下潜之功。附子理中丸出自《太平惠民和剂局方》,功擅温脾补肾,散寒止痛,主治脾胃虚寒,腹痛吐利,及一切沉寒痼冷。〔任北大,纪雯婷,杜欣,等.王庆国教授治疗口腔溃疡经验撷菁[J].中医临床研究,2020,12(27):1-3.〕

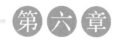

历 代 医 案

第一节 古代医案

一、罗谦甫案

梁济民膏粱多饮,因劳心过度,肺金有伤,以致气出腥臭,涕唾稠黏,咽嗌不利,口苦干燥,以加减泻白散主之。(《罗谦甫治验案》)

二、薛己案

口疮上焦实热,中焦虚寒,下焦阴火,各经传变所致,当分别而治之。如发热作渴饮冷,实热也,轻则用补中益气汤,重则用六君子汤。饮食少思,大便不实,中气虚也,用人参理中汤。手足逆冷,肚腹作痛,中气虚寒也,用附子理中汤。晡热内热,不时而热,血虚也,用八物加丹皮、五味、麦门。发热作渴,唾痰,小便频数,肾水亏也,用加减八味丸。食少便滑,面黄肢冷,火衰土虚也,用八味丸。日晡发热,或从腹起,阴虚也,用四物、参、术、五味、麦门。不应,用加减八味丸。若热来复去,昼见夜伏,夜见昼伏,不时而动,或无定处,或从脚起,乃无根之火也,亦用前丸及十全大补加麦门、五味,更以附子末,唾津调搽涌泉穴。若概用寒凉,损伤生气,为害匪轻。

治　验

案1 秋官赵君言,口舌生疮,劳则体倦,发热恶寒,此内伤气血之症,用补中益气加五味、麦门而愈。

案2 进士刘华甫,口舌生疮,午前热甚,脉数而有力,用清心莲子饮稍愈,更以四物二连汤全愈。后因劳役,日晡发热,脉数而无力,用四物加参、术、柴胡少瘥;但体倦口干,再用补中益气汤而愈。

案3 武库刘君,口舌生疮,口干饮汤,乃胃气虚而不能化生津液也,用七味白术散而痊。

案4　廷评曲汝为口内如无皮状,或咽喉作痛,喜热饮食,此中气真寒,而外虚热也,用加减八味丸而愈。

案5　儒者费怀德,发热,口舌状如无皮,用寒凉降火药,面赤发热,作呕少食,痰涎自出,此脾胃复伤虚寒而作也。用附子理中汤以温补脾胃,用八味丸补命门火,乃愈。

案6　一男子口糜烂,脉数无力,此血虚而有火,用四物加茯苓、白术,少用黄柏、知母,治之而痊。

案7　地官李孟卿子新婚,口舌糜烂,日晡益甚,用八珍汤加五味、麦门,而口疮愈,更用加减八味丸,而元气实。

案8　一男子唇舌生疮,口苦作呕,小便淋涩,此肝脾火动,以小柴胡加山栀、酸枣仁、远志、麦门,诸症渐愈;但晡热体倦,用四物、柴胡、山栀而愈;又加白术、茯苓、炙草而安。

案9　一儒者口苦而辣,此肺肝火症,先以小柴胡加山栀、胆草、茯苓、桑皮而渐愈,更以六君加山栀、芍药而痊瘥。若口苦胁胀,小便淋沥,此亦肝经之病,用六味丸以滋化源。

案10　一男子口臭,牙龈赤烂,腿膝痿软,或用黄柏等药益甚,时或口咸,此肾经虚热,余用六味丸悉瘥。

案11　一妇人口苦胁胀,用小柴胡、山栀、黄连少愈,更以四君子加芍药、当归、柴胡而瘥。

案12　一妇人每怒口苦,发热晡甚,以小柴胡合四物二剂,更以四物加柴胡、白术、茯苓、丹皮而愈。

案13　一妇人每怒则口苦兼辣,头痛胁胀,乳内刺痛,此肝肺之火。用小柴胡加山栀、青皮、芎、归、桑皮而安。后劳兼怒,口复苦,经水顿至,用四物加炒芩、炒栀、炒胆草一剂,更以加味逍遥散而康。(《口齿类要》)

三、郭鉴案

俞桥治一人口糜,诊其脉微细而迟,予曰此胃中有寒湿,当用温燥之剂,以理中汤对五苓散加吴茱萸、苍术,二剂而愈。(《医方集略》)

四、《名医类案》案

案1 一小儿,口疮,不下食。众医以狐惑,治之必死。后以矾汤于脚下浸半日(外治法佳),顿宽。以黄檗蜜炙、僵蚕炒,为末,敷之,立下乳,愈。

案2 薛己治小儿口疮,呕血便血(俱似火症),两腮微肿,唇白面青。此脾土亏损,木所乘也。朝用补中益气汤,食远用异功散而愈。

案3 一小儿,口疮,右腮鼻赤。此肺脾经虚热。用四君、升麻及白术散而愈。

案4 一小儿,齿龈腐烂,头面生疮,体瘦发热。此脾疳所致。先用大芦荟丸,又用四味肥儿丸、大枫膏而愈。

案5 一小儿,齿龈蚀烂,年余不愈。用大芜荑汤治其疳邪,五味异功散健其脾气,寻愈。后复作,兼项间结核,另服败毒药,口舌生疮,用四味肥儿丸而愈。

案6 一小儿,口疮,寒热嗜卧,作渴引饮。此脾疳,气虚发热而津液不足也。先用白术散以生胃气,再用四味肥儿丸以治疳症,两月余,又用异功散而安。

案7 一小儿,口疮,身热如炙,肚腹胀大。此脾肝内作。朝用五味异功散,夕用四味肥儿丸,稍愈,又以地黄、虾蟆二丸兼服,愈。

案8 一小儿,口疮久不愈。诊其母,右关脉弦缓,乃木克土之症。先用六君、柴胡,又用加味逍遥散,治其母,子自愈。

案9 江应宿治小儿口疮,以桑树汁涂之,得愈,吞咽亦无妨。以此治数儿及大人,俱效。(《名医类案》卷第十二)

五、龚廷贤案

案1 郑秋官过饮,舌本强肿,言语不清,此脾虚湿热。用补中益气加神曲、麦芽、干葛、泽泻而愈(方见补益)。

案2 一膏粱之人患舌痛,敷服皆消肿之药,舌肿势急。余刺舌尖及两旁出紫血杯许,肿消一二;更服犀角地黄汤一剂,翌早复肿胀,仍刺出紫血杯许,亦消一二;仍服前汤良久,舌大肿;又刺出黑血二杯许,肿渐消。忽寒热作呕,头痛作晕,脉洪浮而数,此邪虽去而真气愈伤。以补中益气倍用参、归、术,四剂而安,又数剂而愈(方见补益)。(《万病回春》)

六、《证治准绳》案

常熟严文靖公,年逾七十,未断房室,日服温补之药无算,兼以人参煮粥,苁蓉作羹,致滋胃热,满口糜烂,牙齿动摇,口气臭秽,殆不可近,屡进寒凉清胃之药不效,有欲用姜桂反佐者,请决于予。予曰:用之必大剧,主用加减甘露饮,八剂而平。香薷煮浓汁含之。嚼鸡舌香,即沉香花。如无,沉香可代。口中如胶而臭,知母、地骨皮、桑白皮、山栀、麦门冬、甘草盐汤嚼,早起汲井中第一汲水,即井华水,含之,吐弃厕下,即瘥。心气不足口臭,益智仁加甘草少许为末,干咽或汤点。

张子和治一男子二十余岁,病口中气出臭如登厕。夫肺金本主腥,金为火所乘,火主臭,应便如是也。久则成腐,腐者肾也。此亢极则反兼水化也。病在上宜涌之,以茶调散涌而去其七分,夜以舟车丸、浚川散下五七行,比旦而臭断。药性旷悍,不宜轻用。(《证治准绳》)

七、沈璠案

分巡道朱一凤,幼孤而贫,读书作文,借酒陶情,湿热蕴蓄于胃中,上熏于口而糜烂,愈后每月一发,或两三日发,发必咽痛而口碎,干饭入胃,痰涎溢出口角,已经六载,不能却去病蒂。雍正三年,夏末秋初,延余诊视,面色红亮,大便燥结,不渴,长茶汤。先以苍术、厚朴、广皮、旋覆花、石膏、枳壳、黄柏、莱菔子,汤药连进三剂,颇觉相宜,细思湿痰非汤液所能治,即以前药去旋覆,加瓜蒌实为末,用淡姜汤泛丸服。半月,觉膈舒畅,大便去黏腻痰饮不计,口内不流涎,亦不糜烂矣。(《沈氏医案》)

八、张景颜案

某。

初诊 咽喉上腭溃烂,脉弱而细。宜调养气血,兼以甘凉解毒,毋服苦寒。
黄芪三钱,西洋参二钱,生赤首乌六钱,桔梗一钱,射干根二钱,大生地五钱,甘草一钱,生苡仁四钱,上银花三钱。

二诊 已得见效。
原方加玄参一钱,甘菊一钱,夏枯草一钱。

三诊 溃烂渐次向愈,此得补药之力也。

黄芪三钱,洋参二钱,生赤首乌六钱,射干根八分,甘草一钱,天花粉一钱,大生地四钱,银花三钱,夏枯草二钱。(《外科集腋》)

九、马培之案

某。

初诊 咽喉上腭溃烂,脉弱而细。宜调养血,兼以甘凉解毒,毋服苦寒。

黄芪三钱,西洋参二钱,生赤首乌六钱,桔梗一钱,射干根二钱,大生地五钱,甘草一钱,苡仁四钱,上银花三钱。

二诊 已得见效。

原方加玄参一钱、甘菊花二钱、夏枯草一钱。

三诊 溃烂渐次向愈,此得补药之力也。

黄芪三钱,洋参二钱,生赤首乌六钱,射干八分,甘草一钱,天花粉一钱,大生地四钱,银花三钱,夏枯草二钱。(《外科集腋》)

十、朱费元案

案1 心脾蕴热上蒸,口舌腐烂,畏寒,脉数,窃恐延久咽喉为重。

乌犀角,人中黄,炒米仁,赤苓,焦车前,茅根,羚羊角,冬桑叶,光杏仁,象贝,淡竹叶。

案2 口糜延化乾板,入喉难治。

乌犀角,鲜石斛,广橘红,纯钩藤,焦车前,羚羊角,人中黄,飞滑石,片通草,茅根肉。

复 腐烂如故,势颇利害。

乌犀角,鲜石斛,人中黄,滑石,山栀,淡竹叶,羚羊角,淡黄芩,京贝母,赤苓,泽泻,茅根肉。

案3 始发牙义,延及咽喉,肿痛虽微而舌边上下烂点密布,胸中懊恼,脉数,系风阳之邪感入肺脾,内火不越之候。

荆芥穗,焦山栀,草郁金,童木通,粉甘草,南薄荷,块滑石,焦车前,西洋参,鲜芦根,羚羊角,玉桔梗,白蔻壳。

案4 舌疳药后已减,因耽延失治,复发腐点,切勿轻治。

羚羊片,人中黄,焦车前,新会皮,赤芍,米仁,象贝母,焦黄柏,炒僵蚕,泽泻,炒麦芽,茅根。

案5 久病糜腐及喉,气粗,足冷,身热,便溏,拟益元汤。

制附片,五味子,苋麦冬,童便,真川连,肥知母,生甘草。

又复方 大原地,怀山药,五味子,白茯苓,炒萸肉,牡丹皮,安肉桂,炒泽泻。

案6 郁火结痰,外感时毒,莲花舌内外肿胀、寒热锋锐之候。

牛蒡子,羚羊角,茅慈菇,象贝母,化州橘红,炒僵蚕,海浮石,天竺黄,嫩钩藤,盐水炒竹茹。

复 去竺黄、毛慈菇、贝母、羚羊,加杏仁、马勃、前胡。(《临证一得方》卷一)

十一、陆岳案

姚明水。暮年生子,甫只一岁,其母无乳,乃以饼糕枣子哺之,遂患疳积痢。上则口舌时常腐烂,下则脓血相杂。儿医治疗,自春徂秋,肉削如柴,饮食少进。明水忧烦过度,身不爽快,邀予诊视,适值儿医先进,看毕出,复明水曰:令郎似不可救,上疳下痢,睡不闭目,肛门如竹筒,手指纹已过命关,如之奈何?明水曰:自家也顾不得,是亦数也。为之垂泪,儿医遂别。予谓明水曰:何不令予视之。答曰:因老先生非小儿科,故不敢劳耳。急令人引视。予看此儿,有死形而无死神,以一指按其脉,上浮数而微,下沉微而数,及看其肛门,似外脱而非竹筒也,谓明水曰:令郎上越者不降,下陷者不升,若升其元阳而降其邪火,犹可疗也。明水曰:若救得小儿,恩胜于救不才百倍。予先令灌补中益气汤二盏,以提其不足之阳;又浓煎生脉散,俟冷,时时以匙挑灌之;间以孩儿茶、冰片、青黛、人中白,吹之。二日而减,旬日而愈。

卢绍庵曰:婴儿全借乳哺,勉强啖以糕饼,脾胃柔脆,致成内伤,是以上为口糜,而下成泻痢。幼科只据现症而言,断为不治,而不能探其本。偶然父子俱病,先生保全其子,即可以保全其父。方脉虽分大小,乃能旁通治验,先生其圣于医者欤。(《陆氏三世医验》)

十二、《外科真诠》案

案1 一中年人口内患毒,内外木肿不痛,牙关拘急。余用红花一两,丹皮四钱煎服,四剂而愈。此毒乃因膏粱厚味所致,故必用红花泻其湿热,丹皮泻其火毒。凡毒木肿不痛者,多是瘀血凝滞,必用红花方效。

案2 一中年口内患毒,初起食瘟猪肉,牙齿疼痛,请内科诊视,用升麻、白芷去风等药,服后渐见面肿,外重内轻。余用蒲公英四两,丹皮一两,红花五钱,归尾三两,煎服四剂而愈。此症看其外面与上症无异,但因食瘟猪肉,其毒先中于胃,后加服升麻等药,将风邪引入胃经,其症愈实,故必重用蒲公英以去阳明湿热坚肿,方能有效。(《外科真诠》)

十三、王孟英案

案1 沈春旸之母,偶患咽喉微痛,服轻药一剂,即觉稍安,且起居作劳如常。第五日犹操针黹至四鼓;第六日,忽云坐立不支,甫就榻,即昏沉如寐。亟延王瘦石视之,用犀角地黄汤化万氏牛黄丸灌之,继邀徐小波(诊),亦主是汤。云:恐无济,乃邀孟英决之。切其脉,左数右滑皆极虚软。曰:王、徐所见极是。但虽感冬温,邪尚轻微,因积劳久虚之体,肝阳内动,灼液成痰,逆升而厥,俨似湿邪内陷之候。方中犀角靖内风,牛黄化痰,不妨借用,病可无虞。

今日不必再投药饵矣。

翌日复诊,神气虽清,苔色将黑。孟英予:肃肺蠲痰,息风充液之剂,热退而苔色松浮。孟英曰:舌将蜕矣。乃予前药。

越宿视之,苔果尽退,宛如脱液之舌,且呕恶时作,大解未行。孟英于甘润生津药内,乃佐竹茹、竹沥、柿蒂、海蜇,数剂,呕止便行,而舌上忽布白腐之苔,及齿龈唇颊满口遍生,擦拭不去,人皆异之。孟英坚守肃清肺胃,仍佐竹茹、竹沥,加橄榄、银花、建兰叶,数剂,白腐渐以脱下,舌色始露,惟啜粥则胸次梗梗不舒,夜不成寐。孟英曰:胃汁槁,热痰未净也,仍守前议。病家疑之,复商于瘦石,瘦石云:勿论其他,即如满口腐苔,酷似小儿"鹅白",大方证甚属罕见,苟胸无学识者见之,必按剑而诧,今医者有不惑之智,而病家乃中道生疑,岂求愈之道焉?沈大愧服,一遵孟英设法。既而吐痰渐少,纳谷颇适,两胁又添辣痛。孟英诊脉,左关弦数,曰:必犯忿怒矣。诘之果然。加(山)栀、(川)楝、旱莲、女贞、生白芍、绿萼梅等,数服,各恙皆减,肤蜕如片,而右腿肿痛,不能屈伸。或疑风气,思用艾灸,孟英急止之曰:此阴亏耳,误灸必成废疾。吾以妙药奉赠,但不许速效也。疏方以西洋参、熟地、苁蓉、桑椹、石斛、木瓜、当归、白芍、二冬、杞子、菊花、楝实、牛膝、无核白葡萄干为剂,久服果得向愈。越三载,以他疾终。

案2 瞿氏妇,患舌糜,沈悦庭知其素禀阴亏,虚火之上炎也。予清凉滋降之法,及珠黄(散)等敷药而不愈。孟英视之:舌心糜腐、黄厚,边尖俱已无皮,汤饮入口,痛不可当。此服药所不能愈者,令将锡类散掺之,果即霍然。或疑喉药治舌,何以敏捷如斯?孟英曰:此散擅生肌蚀腐之长,不但喉舌之相近者,可以借用,苟能隔反,其功未可言罄,贵用者之善悟耳。且糜腐厚腻,不仅阴虚,要须识此,自知其故。(《王氏医案》)

十四、《临证经应录》案

某,心脾积热,移于小肠,口舌破烂,溺涩,欲成口糜。急宜清降。

生甘草、苦桔梗、山栀子、黄芩、生地、木通、连翘、寸麦冬、钗石斛、竹叶、灯心。(《临证经应录》卷三)

十五、徐守愚案

剡北一妇人,年二十余。

初诊 忽然唇口焦黑结壳,喉痛齿痛,牙床糜烂,饮食不能入口者五日,投以此方二剂稍减一二。

生甘草三钱,桔梗三钱,川柏二钱,知母三钱,桂枝一钱,骨碎补三钱,桑叶二钱,丹皮五分,白芷、青盐(冲)各五分。

此即甘桔汤合滋肾丸。以唇者阳明经所过之地,甘桔汤可以治之,喉痛是虚火炎上者滋肾丸可以治之。其间参入白芷,清阳明胃湿热,骨碎补固齿祛风,冬桑叶治少阳气热,丹皮治少阳血热,青盐引浮火归根,所以用之得当耳。

二诊 前方已频服五剂,症减大半,服五剂后又加熟地、附子,再服五剂,诸症脱然。此妇剡北石头堆习老兄令媳,诸医束手,以此二方收功。此等证候,世所罕有,余以未之多觏。

生地五钱,淮药三钱,萸肉一钱,元参三钱,丹皮一钱半,泽泻、川柏各一钱半。(《医案梦记》)

十六、齐秉慧案

曾治一人患口舌生疮,鼻中不时流血,口中不时吐血,来寓求治。予曰:此乃火气勃于上焦,不能分散,故上冲而吐衄、口舌生疮也。其法当用寒凉之品,以清其火热燎原之势,并泻其炎上巅顶之威,遂与生地一两捣成泥汁,当归一两,老芎五钱,玄参一两,黄芩三钱,炒黑荆芥三钱,甘草一钱。水煎调三七末服之,连进三剂而效。此方妙在不用大苦大寒以逐火,而用微寒之药以滋阴。盖阴气生,则阳气自然下降,尤妙用黑荆芥引血归经。用三七末以上截其新来之路。加黄芩以清其奔腾之路,诚恐过于寒凉,冷热相战,又加甘草以和之,此治热之最巧妙法也。若用寒凉之重者折之,非不取快于一时,然火降而水不足,则火无所归,仍然焰生风起,必较前更甚。而始以清补之药;救之,则胃气已虚,何能胜任?今之速效者,是病之初起也。若再迟缓,主治者又自当有法,又不可作如是治疗也。(《齐有堂医案》)

十七、戴谷荪案

《金鉴》载口糜泄泻一症,为古书所无,其症上发口糜,下泻即止,泄泻方止。口糜即生,谓是心脾移热所致。口糜发时,晚用泻心导赤散,滚汤淬服。下泄泻时,早晚用参苓白术散,糯米汤服。若小便甚少,下利不止,则用茯苓、车前子二味等分,煎汤代饮。若服寒凉药,口疮不效,则为虚火上泛,用理中汤加肉桂,大倍茯苓,降阳利水,降阳而口糜自消,水利泄泻自止,可并愈也。予见一人患症与此同,医多不识,其人年五十余,性急多怒,予断为肝阳所致,肝阳上逆,则生心火而口糜,肝阳下郁,则犯脾土而泄泻,见症在心脾,而上下相移之故,则全在肝,治肝则心脾皆在治中,似较《金鉴》为得要领,为用黄连、麦冬、灯心草、防风根,小剂煎汤代茶服之良已。后又因怒举发,有吴医某以技自荐,其人信之,当糜时,恣与寒凉,口糜止而泻不已,改用温补止涩,调治两月,如《金鉴》理中加桂之法。彼虽未见,而用药当与暗合,且与附子并进,卒至泻止而恶寒特甚,时在冬月,医疑挟感,用豆豉发汗,而汗不出,继用麻黄一剂,竟遂漏亡阳而逝。咎医用麻黄之误,而不知其误,早在附桂,附桂热药,服之而反寒,此正仲景所谓热深厥深之理。病本在肝,肝为厥阴,故见症如是,此时热伏已深,用发散之剂,煽动其焰,遂一发而不能制,理固然也。(《谷荪医话》卷一)

十八、巢崇山案

某。

初诊　蕴毒内留，唇口疳碎而且痛，痛连齿舌，大便不爽，小溲短赤，脉小数，舌微赤。宜清热解毒，兼通腑气。

鲜生地，上川连，银花，芦根，人中黄，石膏，天花粉，淡竹叶，桔梗，连翘，黑玄参，湖丹皮，黑山栀，肥知母。

二诊　清热解毒兼通腑气，舌痛已松，大便燥结，唇口干燥，牙龈微痛，鼻孔燥塞，溲少纳呆，脉小数。宜清胃泄热，佐以解毒。

鲜生地，天花粉，粉丹皮，陈金汁，薄荷，人中黄，肥知母，芦根，玄参，金银花，连翘，淡竹叶，黑山栀，桑叶，枯芩。

三诊　余毒未清，唇口成疳，舌剥而绛，脉小数。宜清热解毒，以平胃热。

川石斛，银花，天花粉，陈金汁，肥知母，玄参，连翘，芦根，丹皮块，滑石，赤芍，甘草，枯芩，象贝母。（《玉壶仙馆外科医案》）

十九、曹沧洲案

案 1　某左。

初诊　满口疳腐极甚，形寒脉数，温邪化毒势如燎原，不易即愈。

鲜生地一两，淡豆豉（同打）三钱，石决明盐（水煅）一两，马勃七分，甘中黄一钱，半飞中白一钱半，连翘三钱，赤芍三钱，土贝（去心）五钱，黑山栀三钱，银花三钱，倭铅五钱，绿豆一两，贯众一两，二味汤代水。

案 2　某左，口疳腐碎，子舌坠，宜宣泄上焦。

桑叶一钱半，赤芍一钱半，马勃七分，连翘一钱半，土贝四钱，甘中黄一钱，牛蒡子三钱，白杏仁四钱，泽泻三钱，枇杷露一两。

案 3　某左，身热，口疳满腐，咳嗽不停，宜清肺胃，以防热甚起惊，弗忽。

青蒿子，前胡，桑叶，钩藤，白杏仁，紫菀，连翘，鲜芦根，象贝，冬瓜子，飞滑石，鲜荷梗。（《吴门曹氏三代医案集》）

二十、清宫案

同治朝太监李莲英，口疮疼痛，脉息左关稍弦，右寸关滑而近数，医家庄守和、张仲元诊断为心脾火郁、胃阳湿热熏蒸,拟清胃散加减。

生地黄三钱,黄连八分(酒,研),牡丹皮二钱,石膏三钱(研),栀子三钱(炒),藿梗钱,连翘三钱,生甘草八分,升麻八分(药引)。(《清宫医案》)

第二节 近代医案

一、丁甘仁案

案1 叶。

小心脾湿火上升,口舌碎痛,拟导赤汤加味,引热下趋。

鲜生地三钱,京元参钱半,薄荷叶八分,生甘草六分,小川连四分,白通草八分,连翘壳三钱,象贝母三钱,冬桑叶三钱,鲜竹叶三十张,灯心一扎。

案2 张左。

初诊 上腭碎痛,咽饮不利,头眩屡发,舌质红苔黄,脉象濡数。阴虚厥少之火上升,风燥之邪外乘。宜育阴清解。

细生地四钱,京元参二钱,大麦冬二钱,薄荷炭六分,朱茯神三钱,生甘草八分,霜桑叶三钱,生石决六钱,青龙齿三钱,黑穞豆衣三钱,象贝母三钱,嫩钩钩(后入)二钱,藏青果一钱,朱灯心两扎。

二诊 上腭碎痛,咽饮不利,胸闷气塞,夜不安寐,脉象濡数。阴虚厥少之火上升,燥邪外乘,宜滋阴清肺而安心神。

鲜生地四钱,京元参二钱,大麦冬二钱,薄荷叶八分,朱茯神三钱,冬桑叶三钱,生甘草六分,川雅连四分,象贝母三钱,鲜竹叶三十张,活芦根(去皮)一尺,藏青果一钱,朱灯心两扎。

内吹金不换。

案3 邵小口疮碎痛,妨于咽饮,阴虚胃火循经上升,风热之邪外乘。今拟导赤汤加味,引火下行。

鲜生地三钱,京元参三钱,薄荷叶八分,冬桑叶二钱,白通草八分,木通八分,甘中黄八分,川雅连四分,金银花四钱,连翘壳三钱,川象贝各二钱,竹叶三十张,活芦根一尺。

案4 黄右。

初诊 舌疳腐烂偏左，痛引耳根，妨于咽饮，脉象细数。阴虚肝脾积火上升，症势沉重，宜育阴清降而化蕴毒。

吹金不换、柳花散、珠黄散。

小生地四钱，生石决八钱，甘中黄八分，金银花三钱，京元参二钱，川象贝各二钱，胡黄连六分，天花粉三钱，肥知母钱半，藏青果一钱，通草八分，寒水石三钱，鲜竹叶三十张，活芦根一尺，野蔷薇露漱口。

二诊 舌疳腐烂，头痛偏左，脉象弦小而数。阴分亏耗，积火上升，症势甚重，再宜育阴清降，佐入引火归原。

小生地四钱，生石决六钱，胡黄连四分，鲜竹叶三十张，瓜蒌皮二钱，生甘草八分，川象贝各二钱，京元参二钱，通草八分，金银花三钱，芦根一尺。滋肾通关丸一钱五分（包煎）。（《丁甘仁医案续编》）

二、曹颖甫案

孙宝宝。

初诊 满舌生疮，环唇纹裂，不能吮饮，饮则痛哭，身热，溲少，脉洪而数，常烦躁不安，大便自可，拟葛根芩连汤加味。

粉葛根四钱，淡黄芩钱半，小川连六分，生甘草三钱，灯心三扎，活芦根一尺。

二诊 口疮，投葛根芩连汤，不见大效，宜进步，合承气法。

粉葛根四钱，细川连八分，生川军二钱，甘草三钱，淡黄芩钱半，枳实钱半，玄明粉（分冲）钱半。

【按】 次日，孙君来告，此方之效乃无出右，服后一小时许，能饮水而不作痛状，夜寐甚安。越宿醒来，舌疮大退，肯吮乳。嘱减量再服，遂愈。乃知大黄内服，却胜冰硼外搽，因此散我固曾用于二三日前也。（《经方实验录》）

三、周镇案

谢惠庭妻王氏，丁丑年，六十岁。

初诊（十月七日） 阴虚肝火上炎，根株难绝。近服西药数日，舌根等处起白糜，此热盛伤阴之征。今腹中气痛，治痛之药流动，又恐碍其上。勉拟育阴去糜,兼治气痛,安神平肝。

细生地五钱,潼木通一钱,生甘草梢六分,淡竹叶三钱,金铃炭三钱,白芍八钱,丹皮三钱,制香附三钱,乌药钱半,人中白五钱,火麻仁三钱,夜交藤八钱,麦冬三钱,炒枣仁四钱,辰灯心七尺。

另:龙涎香六分,伽楠香一分三厘,参三七一钱,玄胡钱半,研末,分二次,洋参汤送服。

二诊(九日诊) 肝气撑痛,退而又作。舌根之糜略为减少,舌质殷紫,脉虚弦微数。阴虚之体,西药误投,热性伤阴为糜,犹恐不能退尽,咽梗艰食。再养阴化糜,祛膀胱之移热。

西洋参二钱,霍石斛三钱,淡天冬三钱,细生地四钱,辰茯神三钱,木通一钱,淡竹叶三钱,甘草梢一钱,白芍八钱,首乌藤五钱,炒枣仁四钱,金铃子四钱,丹皮三钱,橘核三钱,玳瑁一钱。

另:濂珠二分,犀黄四分,研末,冲服。数服渐愈。(《周小农医案》)

四、施今墨案

脾胃积热口舌生疮案

范某,女,43岁。

初诊 齿龈肿胀,口舌均有浅溃疡,疼痛流涎,咀嚼不便,妨碍饮食,喉间阻闷不畅,头晕,大便结、小便黄,睡眠不安,病已逾月。舌尖红、有黄苔、脉弦数。辨证立法:口属脾胃,舌属于心,齿龈肿胀,口舌生疮,是为脾胃积热,心火上炎之症。拟以清热法。处方:

绿升麻3g,北细辛3g,酒黄连3g,山栀衣6g,大生地10g,酒黄等10g,牛蒡子6g,酒大黄炭6g,青连翘10g,苦桔梗5g,炒枳壳5g,金银花15g,川黄柏10g,炙甘草3g。

另:生蒲黄粉30g,涂擦患处,每日四五次。

二诊 服药2剂,齿龈肿,舌溃疡大有减轻,仍按原法立方。

前方去黄柏、枳壳易为枳实6g,加蒲公英15g。蒲黄粉末用完仍继续涂擦患处。

三诊 服药2剂,诸证均愈,大便已畅,食眠亦佳,恐其再发,特再就诊。嘱其效不更方,照前方再服2剂,隔日1剂。

【按】本方以清胃泻火汤、甘桔汤加减为主,佐以蒲黄、黄柏、细辛、蒲公英、枳壳、川大黄清热、解毒、行气、通便。口腔溃疡一病,虽非重症,然因妨碍饮食,痛苦颇甚。施今墨治疗此症,常以凉膈散、清胃散、清胃泻火汤、甘桔汤加减为主,并常用生蒲黄粉涂擦患处,或用柿霜饼嚼化,每收速愈之效,《千金方》载重舌生疮,蒲黄末敷之,不过三上瘥。柿霜,《本草纲目》载:柿霜,清上焦心肺热,生津、止渴、化痰宁嗽,治咽喉、口舌疮痛。(《世中联名老中医典型医案》)

五、孔伯华案

马妇。

十一月十二日　脾湿为肝胃实热所冲动,蒸灼于上,口疮糜烂,吐水味苦,略有微咳,脉滑数而大,经前期而上迟,血分亦为湿邪所困,宜清疏凉化之。

青竹茹六钱,知母三钱,条黄芩三钱,地骨皮三钱,生栀子三钱,川黄柏三钱,桑叶三钱,益元散四钱(布包),小川连一钱,莲子心钱半,藕一两,薄荷叶八分。(《世中联名老中医典型医案》)

六、蒲辅周案

周某,男,33 岁,已婚,干部。

初诊(1962 年 6 月 5 日)　多年来常生口腔溃疡,时发时愈,现口黏膜、舌及牙龈等处都仍有溃疡,历时较久未愈,3 个多月来每晨一次溏便,量多而臭,无黏液及里急后重感,食欲不佳,不知味,口渴喜热饮,睡眠及小便正常,形体清瘦,口唇红,脉两寸弱,关弦大,尺沉细,舌质红,微有黄腻苔,属中虚脾热。治宜益气清脾,方宗封髓丹加减:

炙甘草二钱,黄柏(盐水炒)一钱五分,砂仁(打)一钱,炒白术一钱五分,党参一钱五分,大枣四枚。

4 剂。

二诊(1962 年 6 月 11 日)　服药后口腔溃疡及大便溏臭均减,食欲好转而知饥,脉寸弱,关稍缓,尺沉细,舌如前。

原方加生扁豆三钱,荷叶二钱。

5剂。

三诊(1962年6月18日)　口内溃疡已消失,消化好转,但大便尚未成形,关节酸,口微干喜饮,脉寸小、尺大、关弦虚,舌质正常无苔。据脉舌属脾肾阳不足之征,宜脾肾分治。

用补中益气丸每日早服二钱,金匮肾气丸每日晚服二钱,以后大便逐渐成形,口腔未再发过溃疡。

【按】口腔溃疡为病,一由胃火,一由脾热。本例患者脉虚便溏,消化弱,喜热饮则不属胃火,故以脾热治之。采用封髓丹加味治疗。考黄柏主泻相火而清湿热,又是治疗口疮的要药,砂仁养胃醒脾,除咽喉及口齿浮热,甘草补脾胃、清解热毒,封髓丹虽主治相火旺、肾精不固,但蒲辅周在临床几十年的实践中证明,封髓丹乃补土服火之方,土虚则浮热上炎,常用于多年反复发生的口疮,脉虚者屡效。其次患者兼有腹泻、消化不良,故加白术、党参、大枣、扁豆等药,健脾益中养胃,药后口疮愈,便溏好转。最后以补中气、温肾阳而腹泻亦逐渐痊愈。由此可见,封髓丹不仅泻相火而固精,且能治虚热上炎。根据辨证论治的原则,详察病机,辨明虚实,方可治数病。或一病需用数方,就能收到异病同治,同病异治之效。(《世中联名老中医典型医案》)

七、傅再希案

抚州某厂刘某,患口疮多年,反复发作,久治不愈,颇感痛苦。1974年春来余处求治,自诉口腔颊黏膜及唇舌等处经常发生大小形状不等的溃疡,饮食时感到疼痛而妨碍进食,曾服中药百余剂,效果不佳,余检阅其前服诸方,不是苦寒泻火,即是滋阴清热。因思《丹溪心法·口齿》有云:"口疮,服凉药不愈者……用理中汤。"遂疏方用四君子汤加干姜,数剂而愈,后未复发。

盖口疮一症,无非虚实两端,新病多实,久病多虚。实证宜苦寒泻火,直折其热,至于虚证,则非寒凉所宜。每见世医,仅知滋阴清热一法,鲜有用甘温药者,一见无效,则茫然失措,不知此症若久服凉药不愈者,应责之中焦土虚,必须用干姜,始能奏效。即使外观热象,亦勿犹疑,此乃气虚之热,干姜正宜。后读王肯堂《郁冈斋医学笔麈》云:"邑侯许少微患口糜,余谓非干姜不能愈。公犹疑之,后竟从余言而愈。从子懋语亦患此,势甚危急,热甚,惟欲饮冷。余令用人参、白术、干姜各二钱,茯苓、甘草一钱,煎成冷服,日数服乃已。

噫！此讵可与拘方者道也。"王肯堂此言，盖能深读丹溪之书者，录之以告世之专用寒凉药治口疮者。(《古今名医临证金鉴·五官科卷》)

八、干祖望案

罗某，女。

初诊 立冬前第4日，多发性口疮，近月来多发性口疮，疼痛破剧，无片刻之宁，饮食言语为之障碍，大便干结，三日一回，每日仅以牛奶做主要充饥食物，但腹中肠鸣。血压很低，血红蛋白65 g/L，头晕，视力日衰，每日低热，作行薄暮，肛门前阴也有溃疡。舌质有裂纹，舌苔厚腻。脉细脉。

辨证分析：正已势微，邪尚浓郁，补则留邪，清则耗正，而且口水为泉，正是严重消耗津液，刻下治疗，即不孤注一掷，更不可因循敷衍。采取四妙，以窥动静。治拟补气、清热解毒。

黄芪20 g，当归20 g，省头草15 g，金银花20 g，甘草6 g。

5剂。

二诊(1989年11月10日) 药仅5剂，漭沱流涎已饮，满口糜烂断然干净。但疼痛反而加剧，且有气息，狂饮喜凉，溺赤而灼。舌质充血舌苔厚腻，脉细。辨证分析：四妙而得挽狂澜，疼痛之加，盖药之焕然者今得正常矣，刻下处理，着重化经，予以轻清轻解。处方：

柏子仁10 g，生地10 g，竹叶10 g，茅根10 g，灯心3扎，当归10 g，金银花10 g，生黄芪10 g，甘草3 g。(《世中联名老中医典型医案》)

九、张镜人案

梁某。

初诊(1998年7月17日) 口腔扁平苔藓，伴口腔溃疡反复发作5个月，有口腔扁平苔藓史5个月，口腔黏膜两侧及口唇内侧黏膜扁平苔藓，伴有口腔溃疡，疼痛，口干，便行干结，有时腹痛便溏。舌淡红，苔黄腻，脉细弦。肝胃阴虚，脾虚运化失健，湿热内阻。治拟养阴清热，兼化湿热。

川石斛10 g，南沙参10 g，赤芍、白芍各10 g，炒丹皮10 g，炒知母10 g，连翘10 g，忍冬藤30 g，野荞麦根30 g，野葡萄藤30 g，青蒿梗10 g，干芦根30 g，竹叶10 g，瓜蒌皮12 g，生甘草3 g，香谷芽10 g，西沙参3 g(另煎饮服)。

7剂。每日1剂,早晚饭后0.5~1小时。服用,水煎,诸药入砂锅中,冷水适量,浸泡2~3小时,武火煎至沸腾后文火煎煮。20~25分钟,取汁约200 mL,二煎武火煎至沸腾后,文火煎煮。15~20分钟,取汁约150 mL,两煎相混,早晚分服。

二诊(1998年8月7日) 服上药后口腔黏膜溃疡已愈,扁平苔藓逐渐减少,腹痛已止,便形略溏。舌淡苔薄腻,脉细。

生白术10 g,川石斛10 g,南沙参10 g,赤芍、白芍各10 g,炒牡丹皮10 g,炒知母10 g,连翘10 g,忍冬藤30 g,野荞麦根30 g,生甘草3 g,干芦根30 g,白花蛇舌草30 g,野葡萄藤30 g,生薏苡仁15 g,竹叶10 g,香谷芽12 g。

14剂。同前。

三诊(1998年8月24日) 服上药后,口腔溃疡疼痛已减,口腔溃疡渐愈,仍有腹痛,便形略溏。舌淡红,苔薄腻,脉细。

川石斛10 g,南沙参10 g,赤芍、白芍各10 g,炒牡丹皮10 g,炒知母10 g,连翘10 g,忍冬藤30 g,野荞麦根30 g,野葡萄藤30 g,生甘草3 g,干芦根30 g,炒六曲10 g,白花蛇舌草30 g,竹叶10 g,香谷芽12 g,大腹皮10 g,西沙参(另煎饮服)3 g。

14剂,同前。

【按】扁平苔藓是一种丘疹鳞屑性皮损疾病,常发生在口腔黏膜及唇舌等处。中医属口疮范畴,顽固难愈。患者肝肾阴虚,虚火内炽,脾失健运,湿浊内生,湿与热合,日久不去,上蒸于唇舌而发病,为一虚实夹杂之疾。治宜养阴清热,健脾化湿,标本兼顾。方中川石斛、南沙参滋阴清热;野葡萄藤、野荞麦根、白花蛇舌草、忍冬藤、连翘清热解毒;赤芍、牡丹皮清热凉血;白术、薏苡仁健脾除湿,再以竹叶引火下泄,则热清毒解,湿去则脾安。野蔷薇根单味煎汤漱口,对治疗口腔扁平苔藓、口腔溃疡有较为满意的效果。(《世中联名老中医典型医案》)

十、吴光烈案

年前治一病例,苏某,男,55岁,供销人员。患口疮已历20年余,患部呈灼热疼痛,说话或进食接触则疼痛难忍。失眠或工作紧张则加重。嘱用上方治疗,患者置疑地问道:"大枣、羊肉气味甘温,功可入脾,又是血肉之品,以形补形,正是妙物;但生姜温热食物,怎能用治口疮? 岂不是火上加油,加重口疮溃烂吗?"遂引用本方的方义向患者解释,《内经》云:"形不足者,温之以气,精不足者,补之以味。"羊肉气味甘温,功专入脾,又是血肉之品,以形补形,正是妙物;生姜温中散寒、补脾和胃,与大枣同为补益脾胃的对药;绿豆味甘性寒,既滋补脾胃和五脏,又能清虚热。这个方子是以药物和营养食物相配合,具有调补脾胃、清泄虚火的作用。脾胃为"后天之本,营血化生之源",脾虚得治,则诸虚俱愈矣。苏某信服,连进 3 剂痊愈,甚为高兴,称谢不已。事后据苏某云:他有一友,也患口疮多年,介绍用本方治疗也效如桴鼓。本方不但治复发性口疮有良效,对气虚发热、身大热有汗、渴欲热饮、少气懒言、舌嫩色淡、脉虚大者,以及妇女产后劳倦内伤发热,症见肌热面赤、烦渴欲热饮、舌淡红、脉洪大而虚者,用之也效。盖因本方是扶正祛邪的治法,具有调节机体功能、增强抗病能力的作用。(《吴光烈老师验案三则》)

第三节　现　代　医　案

一、孔伯华案

马妇,十一月十二日。脾湿为肝胃实热所冲动,蒸灼于上,口疮糜烂,吐水味苦,略有微咳,脉滑数而大,经前期而上迟,血分亦为湿邪所困,宜清疏凉化之。

青竹茹六钱,知母三钱,条黄芩三钱,地骨皮三钱,生栀子三钱,川黄柏三钱,桑叶三钱,益元散四钱(布包),小川连钱半,莲子心钱半,藕两,薄荷叶八分。(《孔伯华医集》)

二、柳学洙案

案1 董某,男,23 岁,某村人。

初诊(1974 年 8 月 3 日) 唇、舌、上腭及咽赤肿,脉洪大。证属热毒上攻。治以清热解毒。处方:

金银花 30 g,连翘 30 g,果榄 9 g,山豆根 12 g,木通 3 g,玄参 9 g,生石膏30 g,板蓝根 15 g,赤芍 12 g,甘草 6 g。

水煎服,外敷珠黄消疳散。5 剂遂愈。

案 2 李某,男,31 岁,某庄人。

初诊(1974 年 6 月 2 日) 六七年来,每于夏季即唇、舌尖、舌下、口腔溃疡。今年入夏又患此病已 20 日。舌淡红,有齿痕,右脉大。证属阴虚有热。治以滋阴清热。处方:

生地 30 g,玄参 24 g,牡丹皮 9 g,金银花 30 g,果榄 9 g,川连 9 g,川柏 9 g,生石膏 30 g,党参 12 g,甘草 6 g,山豆根 9 g,竹叶 6 g。

2 剂,水煎服。

二诊(1974 年 6 月 15 日) 又服 2 剂,后来嘱患者于明年春末夏初,即服此方 5 剂。

第二年患者照上方服药,入夏后没有复发。

案 3 王某,女,75 岁,某村人。

初诊(1974 年 5 月 7 日) 口舌糜烂,牙痛,头项痛,两颊拘紧,咽部涩辣,胸发热。口腔科邀会诊。脉滑,舌苔白腻。证属湿热毒邪上犯。治以清热解毒,兼以利湿。处方:

山豆根 12 g,果榄 9 g,玄参 15 g,川贝 9 g,菊花 12 g,佩兰 9 g,滑石 12 g。

取 2 剂,水煎服。

二诊(1974 年 5 月 11 日) 症状减轻,足踝肿胀。

上方加薏苡仁 9 g,伸筋草 15 g。

取 2 剂,水煎服,每日 1 剂。共服药 9 剂,诸症遂愈。

案 4 王某,女,21 岁,某医院大夫。

初诊(1974 年 4 月 19 日) 舌与口腔溃疡,经期加重。现胸闷气短,咳嗽,头晕。脉细,舌质淡红,有齿痕。证属阴虚有热。治以滋阴清热。处方:

菖蒲 12 g,郁金 9 g,玄参 12 g,果榄 6 g,川柏 6 g,杏仁 9 g,桑叶 9 g,生地 15 g,甘草 3 g。

3 剂,水煎服。

二诊(1974 年 4 月 24 日) 痰多。

上方加陈皮 9 g。

取 3 剂,每日 1 剂。痊愈。

三诊(1974 年 6 月 21 日) 口腔又发现溃疡,舌赤,脉有力。处方:

生石膏 30 g,生地 18 g,玄参 15 g,川连 6 g,川柏 9 g,重楼 12 g,果榄 9 g,

牡丹皮 9 g,金银花 30 g,甘草 9 g。

水煎服,每日 1 剂。服 5 剂而愈。又隔日 1 剂,连服 3 剂。未再复发。

《医林锥指》

三、黄莘农案

案 1 李某,女,30 岁,干部。

初诊(1995 年 4 月 6 日)　患者素体瘦弱,平时易怒,舌尖糜烂日久,疼痛难忍,3 日前偶食辛辣食物后疼痛加重,曾口服抗生素并服中成药治疗,效果不佳。患者溃疡创面局部见其舌尖糜烂面边周色泽艳红,溃疡基底部高出舌面,表面覆盖黄色脓苔,周边肿胀明显。诊其脉滑数,舌红少苔,且伴有心烦不寐,小便短涩等症。辨证属热属里属实。内服中药,导赤散加减,见方:

生地 10 g,木通 1.5 g,竹叶 10 g,玄参 10 g,连翘 10 g,赤芍 10 g,甘草 3 g。

5 剂水煎服。外治,当日即用祛腐散,吹喷于舌尖溃疡面,每日 3 次。

第 2 日,观舌尖溃疡面脓腐去尽,改用生肌散吹喷溃疡面每日 3 次,连用 4 日后复查,舌尖溃疡基本愈合,嘱其继续局部喷吹生肌散,7 日后痊愈。随访一年无复发。

案 2 郑某,男,50 岁,干部。

初诊(1995 年 4 月 13 日)　口疮反复发作 10 年余。近 1 年来口疮几乎 1~2 个月必发 1 次,甚则 1 个月内即见复发。曾服消炎类、维生素类药物治疗,效果不明显。也曾服清热泻火类中药,症状可暂时缓解,但不久后即复发。诊见下唇内侧近牙根处,2 处黄豆大小溃疡创面,局部色泽淡红,基底部凹陷,上有少许淡白色脓苔,伴周身乏力,腹胀,大便稀塘,小便清长,舌暗红、苔薄白微腻,脉细缓。内服中药,八珍汤加减,具体拟方如下。

党参 10 g,茯苓 15 g,炒白术 10 g,熟地 10 g,当归 10 g,白芍 10 g,川芎 10 g,生地 10 g,淡竹叶 10 g,人中黄 10 g,甘草 3 g。

5 剂水煎服。

外治,生肌散喷吹溃疡创面,每日 3 次,连用 5 日后痊愈。嘱患者用金银花、薄荷、甘草煎水漱口,1 年内禁食寒凉、油煎之物,随访 1 年无复发。〔晏英,任思秀,刘赟,等. 黄莘农治疗"口疮"经验[J]. 深圳中西医结合杂志,2014,24(5):3.〕

四、徐经世案

吴某,女,50岁。

初诊(2014年5月6日) 反复口腔溃疡2~3年,刻下仍有舌尖溃破疼痛,口干不欲饮,嗳气频频,平时饮食一般,夜眠入睡困难,多梦,伴有黎明泻,小溲黄,舌暗淡,苔薄黄腻,脉细弦。考之乃系心肾失交,血络不仁,予以交通心肾、活血通络为治:

炙龟板30g,熟女贞子15g,墨旱莲15g,远志10g,杭麦冬12g,酸枣仁30g,石斛15g,川连3g,桂枝5g,灯心草3g,丝瓜络20g,杜仲20g。

15剂,水煎服,每日1剂。

二诊(2014年5月20日) 药后夜眠较前安和,舌尖溃疡较前减轻,刻下仍有口干不欲饮,心中时有烦躁,手心易汗出,肢端欠温,腰脊疼痛时作。食纳可,小溲色黄,大便调和。舌暗淡,苔薄黄,脉弦滑数。有甲状腺功能减退症、高脂血症、胆囊炎病史。

按其药后症情缓解,其他无变,守原方出入,继以调之,以善其后:

炙龟板30g,熟女贞子15g,墨旱莲15g,杭白芍30g,桂枝6g,石斛15g,杭麦冬12g,酸枣仁30g,炒川连3g,杜仲20g,益母草15g,夏枯草12g,灯心草3g,甘草5g。

15剂,水煎服,每日1剂。

三诊(2014年6月10日) 病史同前,舌尖再次溃破,口干黏,不欲饮,偶心烦,眠浅多梦,大便日行2~3次,成形,有排不尽感,小溲黄,饮食尚可,已绝经两年,时有潮热汗出,以头面为甚,舌尖红,苔薄腻,稍黄,脉弦细。

按其症情乃阴虚阳浮,心肾失交之证,予以潜阳和阴,交通心肾:

北沙参20g,桂枝5g,杭白芍30g,煅龙骨、煅牡蛎各20g,远志10g,炒川连3g,石斛15g,炒桑叶10g,酸枣仁25g,芦荟1g,灯心草2g,甘草5g。

10剂,水煎服,每日1剂。

四诊(2014年7月22日) 病史同前,刻下口腔溃疡未见新发,偶盗汗,口干不欲饮,纳寐可,二便调和,舌红,苔薄腻,脉弦细。脑彩超:右侧椎动脉、基底动脉血流速减低。鉴于平衡失调,功能紊乱,当以随机并顺前而治:

煨葛根25g,北沙参20g,竹茹10g,远志10g,天麻15g,熟女贞子15g,

石斛 15 g,杜仲 20 g,磁石 40 g,炒川连 3 g,酸枣仁 25 g,仙鹤草 15 g。

10 剂,水煎服,每日 1 剂。

五诊(2015 年 4 月 20 日)　前因反复口腔溃疡及舌体溃疡来诊,现症情逐渐稳定。证属阴虚内热,心火上炎,予以滋阴潜阳、交通心肾继续调理,以善其后。

北沙参 20 g,熟女贞子 15 g,墨旱莲 15 g,炙龟板 15 g,石斛 15 g,川连 5 g,远志 10 g,酸枣仁 25 g,肉桂 1 g,连翘 10 g,灯心草 2 g。

10 剂,水煎服,每日 1 剂。

【按】口疮,即西医所谓的口腔溃疡,古人虽有口疮、口糜之分,但临床上每多并称,且证候多可相兼而见。其致病机因多以心脾积热,阴虚火旺,肺胃邪热,阳虚浮火,湿热内蕴为主。但心肾不交,龙雷之火上越亦可致病,冯楚瞻曾云:"龙雷之火,亦能焚焦草木,岂必实热方使口舌生疮乎?盖脾胃气衰,不能按捺,下焦阴火得以上乘,奔溃肿烂。"本案黎明作泻,舌暗淡,显有脾胃虚寒之象,故本案以肉桂防苦寒折中,有伤脾胃,而与黄连同伍以交泰水火,其引火归原又寓于此中,使阴阳平衡,龙雷之火归潜不升则口疮即解。然今就肉桂而言,如取以"引火归原"之用,必须注意其用量每次不得超过 3 g,若过量则恐扰动阴火而影响疾病转化。(《杂病求实:国医大师徐经世"从中调治"临证实录》)

五、徐治鸿案

王某,男,38 岁,工程师。

初诊　口腔溃疡反复发作十余年,发作部位累及唇、舌、颊等处,发作频繁,几无间隔期,每次愈合期要 1 周到 2 周以上,每次溃疡多达 3 处以上,大便偏干,失眠多梦,心烦性急,口干口渴,小便黄,舌质偏红,舌苔薄黄,脉细弦略数。查上唇左内侧及舌尖部黏膜均有 3 mm×5 mm 大小溃疡,灰黄色基底,边缘水肿,有红晕围绕。诊断为复发性口疮,阴虚火旺型。治疗用养阴清热汤。处方:

生地 15 g,熟地 15 g,白芍 12 g,天冬 10 g,麦冬 10 g,黄芩 12 g,牡丹皮 12 g,玄参 12 g,栀子 10 g,桔梗 12 g,山药 12 g,地骨皮 12 g,女贞子 12 g,生甘草 10 g。

水煎服。为基础加知母、黄柏。

二诊 经治 2 周,口内溃疡愈合,仍有口渴、失眠等症状,加玉竹及五味子。

三诊 舌及颊部有充血斑及针头大溃疡,去熟地、山药、女贞,加决明子、赤芍、生龙骨、生牡蛎。

四诊 原溃疡基本愈合。

经治 3 个月,患者溃疡反复发作基本控制,又经两月余治疗病情稳定,全身症状明显好转。追踪十年病情稳定,未有复发。(《中国中医药报》)

六、孔昭遐案

龚某,女,42 岁。

初诊(2006 年 3 月 21 日) 反复发生口腔溃疡 5 年余。患者罹患复发性口腔溃疡 5 年余,常因劳累、生气或进食辛辣之物后发作。刻下口腔上下唇及舌缘黄豆粒大小之溃疡 4 个,表面是黄白色,周围黏膜色红,灼热疼痛,遇热食疼痛加剧,口干口臭,二便尚利。舌质红,苔薄黄而腻,脉细数。中医诊断:口疮。辨证:脾胃积热,心火炽盛。治法:清热降火。方剂:玉女煎加减。

生石膏 30 g,金银花 30 g,知母 10 g,牡丹皮 10 g,射干 10 g,淡竹叶 10 g,黄芩 15 g,连翘 15 g,麦冬 15 g,生地 12 g,川黄连 6 g,生甘草 6 g。

水煎服,每日 1 剂。7 剂。

外用:锡类散,吹口,每日 3 次。忌食辛辣上火食品,避免情绪激动或过度劳累。

二诊(2006 年 3 月 28 日) 药后口腔溃疡已消。(《当代名老中医典型医案集·孔昭遐医案》)

七、陆德铭案

王某,女,32 岁。

初诊(2014 年 4 月 9 日) 口腔溃疡反复发作数年。反复口腔溃疡发作,近几月每月发作发一次至数次不等,疼痛。夜寐梦多,食欲正常,大便 2 日一行,受寒后易腹泻,月经调。体格检查:口腔黏膜见数个溃疡,溃疡周围黏膜红肿,颌下淋巴结肿大,有触痛。舌红,苔薄白腻,边有齿痕,脉细。中医诊断：口疮,证属气阴两虚,治拟益气养阴,健脾温中,自拟方药：

生黄芪 30 g,女贞子 30 g,生地 30 g,麦冬 12 g,天冬 9 g,知母 9 g,黄连 3 g,龟甲 9 g,金雀根 30 g,徐长卿 30 g,蜈蚣 3 g,炮姜 9 g,生薏苡仁 30 g,厚朴 12 g,陈皮 9 g。

上方每日 1 剂,水煎服,早晚分服。

二诊(2014 年 4 月 24 日) 治疗 2 周,口疮已愈,未见新发,续方巩固。

【按】慢性口腔溃疡患者病程迁延,反复发作,多伴有神疲乏力、口干欲饮、睡眠不佳,为气阴两亏,虚火上炎,燔灼口腔,形成溃疡,辨证属气阴两虚,治拟益气养阴为本。健脾益气以生黄芪为主,生黄芪功能健脾益气,生用擅于生肌托毒。养阴药以增液汤加味,药如生地、玄参、天冬、麦冬、天花粉、南沙参、知母等,舌为心之苗,诸药多为甘寒,入心经、肺经,可起到清心火、退虚热、养阴生津之效,而其中知母更善清虚火与实火。女贞子柔肝降火养阴。舌痛者,可加蜈蚣祛风通络止痛;溃疡反复发作,顽固不去者可加徐长卿、金雀根。患者脾气本虚,遇冷即易腹泻,以炮姜、生薏苡仁、厚朴、陈皮健脾温中、燥湿止泻。(《陆德铭教授中医外科临证使用黄芪经验选萃》)

八、陈瑞春案

李某,男,56 岁。

初诊(2005 年 7 月 7 日) 口腔溃疡反复发作半年余。近半年来口腔溃疡反复发作,常因饮食不慎、忧思劳累而发病。溃疡疼痛灼热,影响进食和心情,食量正常,形体偏瘦长,面色略淡,夜寐可,小便正常,大便略稀。舌略胖大有齿痕,苔中后部淡黄腻,脉弦缓。中医诊断：口疮。辨证：脾胃湿热,兼有脾虚。治法：清热燥湿,兼以健脾。方剂：方选甘草泻心汤加减。

炙甘草 10 g,黄连 5 g,黄芩 6 g,干姜 10 g,大枣 3 枚,党参 10 g,法半夏 10 g,连翘 10 g,竹叶 10 g,郁金 6 g。

7 剂,水煎服,每日 1 剂。

二诊 服药后,口腔溃疡疼痛好转,唯食咸、辣、烫则局部疼痛,食欲略增,大便转成形,余无不适。

药已中病,继服上方,先后共服药 70 余剂后,口腔溃疡基本痊愈,自觉无特殊不适而停药。(《当代名老中医典型医案集·五官科分册·陈瑞春医案》)

九、李乃庚案

张某,男,5岁。

初诊(2018年11月10日) 发热伴口腔破溃3日。患儿3日前起发热,热峰39℃左右,伴口腔破溃,口腔疼痛,纳少,手足无疱疹,偶有咳嗽,无流涕,大便干结难解,平素2~3日一行,自服药物及在当地输液(具体用药不详)治疗后未见显效,身热反复,热峰38.5~39℃,口渴多饮,小便短赤,舌苔黄腻,质红,脉滑数。患儿平素喜食荤食及辛辣油炸之品,不喜食蔬菜。此乃积滞生胃肠瘀热,上炎口窍,而为口疮。中医诊断:口疮。西医:疱疹性口腔炎。治以通腑泄热、清心导赤。方选加味导赤散加减。处方:

生石膏(先煎)30 g,芦根30 g,竹叶10 g,生地10 g,槟榔10 g,灯心草3 g,熟大黄5 g,莪术10 g,莱菔子10 g,甘草5 g。

2日1剂,分次顿服。

二诊(2018年11月15日) 2剂中药已服完,身热已退,口渴多饮好转,口腔破溃明显好转,舌尖仍见一枚溃疡,大便1~2日一行,较前易解,为黄色软便及糊状便,舌苔薄黄腻,质红,原方中熟大黄改为1 g,余药同前,继服2剂而愈。处方:

生石膏(先煎)30 g,芦根30 g,竹叶10 g,生地10 g,槟榔10 g,灯心草3 g,熟大黄1 g,莪术10 g,莱菔子10 g,甘草5 g。

2日1剂,分次顿服。

【原文按】 此病例乃患儿平素喜食荤食及辛辣油炸之品,不喜食蔬菜,积滞壅阻胃肠,蕴而生为胃肠瘀热,上炎口腔所致,为实证。胃肠瘀热不除,口疮难愈。李乃康对于此类胃肠瘀热引起的口疮常方选验方加味导赤散加减通腑泄热,清心导赤。方中李乃康擅用莪术、熟大黄两药配合槟榔、莱菔子消积导滞、通腑泄热;生石膏、连翘、竹叶、甘草清其邪热;麦冬、芦根养阴和胃。诸药共济可釜底抽薪,清除胃肠瘀热。(《李乃庚传承经验荟萃》)

十、胡斌案

案1 钱某,男,44岁,家住月亮湾。

初诊(2005年1月1日) 患者口腔溃疡反复发作5年,再发1周。症见口腔黏膜及舌体多处溃疡,疼痛,进食时尤甚,心情急躁,少寐,二便尚正常。诊查示舌尖红,苔薄,脉弦略数。辨为口糜,证属心火亢盛,病机心肾失交,肾阴亏虚,心火独亢。治拟滋阴降火,方以黄连清心饮加减。处方:

北沙参15g,天冬15g,枸杞子15g,百合20g,杭白芍15g,炒生地20g,淡竹叶6g,人中黄10g,炒黄连6g,玉竹15g,当归10g,乌梅10g,制何首乌20g,夜交藤20g,甘草6g,麦冬15g,鳖甲15g。

7剂,每日1剂,水煎分服。

二诊(2005年1月8日) 药后自觉口腔溃疡疼痛已消。溃疡面明显缩小,夜寐好转,舌苔薄白,脉弦细。

拟原方加茯苓15g,冬桑叶10g,再进7剂。

【按】本案主症属肝肾阴亏,心肾失交,心火独亢,心火上亢灼津腐肉,故见口腔溃疡;心火上扬扰乱神明,则少寐;肾阴亏虚不能滋水涵木则肝阳偏亢,故情绪急躁。本案用黄连清心饮合导赤散加减,以滋养肝肾,消心火,加人中黄、乌梅治口腔溃疡疗效较好。

案2 周某,男,45岁,家住泰地。

初诊(2013年4月8日) 患者自诉近10年来反复发生口腔溃疡,或在舌黏膜,或在颊黏膜,疼痛,妨碍饮食,且经常感上腹部不舒,纳差,不渴,大便难而少。诊查示形瘦,面呈虚寒之色,脉细缓,舌苔白薄微腻,舌尖边红。辨为口糜,证属脾胃寒热错杂。治拟辛开苦降,方以半夏泻心汤加感。处方:

干姜12g,半夏12g,党参15g,生甘草6g,大枣12枚,炒黄芩6g,黄连3g。

7剂,每日1剂,水煎分服。服药后诸症逐渐消失,口糜愈合。

【按】脾开窍于口,寒热错杂于中焦脾胃,津不上润而阴火上行,致口腔溃疡反复发作。病属寒热错杂,单清其火或只温其寒,皆不能愈。唯寒热并投,升降气机,斡旋于中焦,方能使痞开结散,津布而火降,口糜自除。临床对口腔溃疡久不愈者,不妨用本方一试。

案3 田某,女,35岁。

初诊(2013年7月18日) 患者1周来发生多发性口腔溃疡,口干,咽痛,鼻塞鼻痒,喷嚏连连,情绪低落,大便先干后软。诊查示舌边及下唇内见有溃疡面,苔厚腻,脉弦。辨为口糜,证属肝郁脾虚,中焦湿蕴。治拟疏肝健脾,宣畅中焦,方用小柴胡汤加减。处方:

薄荷6 g,柴胡6 g,炒黄芩10 g,姜半夏10 g,辛夷10 g,佩兰10 g,玄参10 g,射干6 g,人中黄10 g,草果10 g,木蝴蝶6 g,砂仁6 g,淡竹叶6 g,当归12 g,炒黄连5 g。

7剂,每日1剂,水煎分服。患者来电诉服完5剂后口腔溃疡便愈。

【按】 本案为肝郁脾虚,中焦湿蕴,方选《伤寒论》小柴胡汤去人参、生姜、大枣、甘草,以薄荷、木蝴蝶清热利咽,辛夷、佩兰芳香化浊,又增砂仁、草果宣通三焦气机,助芳化之力。人中黄、炒黄连为治疗口疮的经验用药,能清热敛疮;又辅以玄参,《景岳全书·痘疹诠》谓其"能解血中之热,清游火,滋肝肺,除痘疹之热毒",射干清热解毒;当归补血活血,化瘀消肿,故收效甚捷。

案4 陈某,女,64岁。

初诊(2013年12月25日) 患者原有高血压病史,平时服用降压药,2年来口腔溃疡反复发作,大便干,胃纳可,少寐。诊查示舌红少津,苔薄白,脉弦。辨为口糜,证属阴虚火旺。治拟滋阴降火通便为主,方以一贯煎合导赤散加减。处方:

北沙参15 g,天冬、麦冬各15 g,生地20 g,枸杞子15 g,当归10 g,淡竹叶6 g,炒黄连6 g,乌梅10 g,百合20 g,人中黄10 g,玉竹15 g,女贞子20 g,佛手10 g,甘草6 g。

5剂,每日1剂,水煎分服。

二诊 药后口腔溃疡基本愈合,大便通畅,夜寐好转,舌脉诊如前,拟原方继进7剂以巩固疗效。

【按】 患者年过六旬,肝肾亏虚,虚火上炎,而致口腔溃疡反复发作;津液不足,失于濡润,故大便干;舌红少津,苔薄白,脉弦,均为阴虚火旺之象。一贯煎多用于治肝肾阴虚,生地、淡竹叶、甘草为导赤散去木通,主治心经火热证所致的口舌生疮,以清心火,养肾水;黄连为苦寒之品,可清心胃之火,但不可久用,以防损伤脾胃;人中黄可治口苦、口臭、口腔溃疡,且疗效满意;乌梅、甘草酸甘化阴;玉竹、女贞子养阴生津。诸药合用,共奏滋阴降火之效。(《胡斌临床经验集》)

十一、戴永生案

李某,男,79岁。

初诊(2018年2月7日) 反复口腔溃疡半年,就诊前1周口疮加重难愈,口腔灼痛感明显,吞咽及进食后加重,自行予维生素 C、维生素 B_2 及维生素 E 口服,云南白药喷雾剂外用后症状未见明显缓解,遂来就诊。口腔灼热疼痛,口淡纳差,面色萎黄,神疲乏力,心烦不寐,大便溏泄,日行 3～5 次,小便赤涩,舌尖红绛边淡白,舌苔微黄少津,脉细数。西医诊断:复发性口疮。查体:口唇稍红肿,双侧颊黏膜及舌体内见多枚大小不等的凹陷性溃疡点,表面覆有浅黄色假膜,局部充血不甚,色淡红,牙龈无红肿,双扁桃体及咽部(一),双鼻黏膜无肿胀,色淡,双下鼻甲无明显肿大。辨证立法:饮食辛辣,损伤脾胃,日久致胃土虚弱不及,不能含敛心火,心火亢盛,故见口舌生疮、心烦不寐;土虚火亢,子病及母,心火亢盛伤及脾土,故见纳差便溏。四诊合参,当属土虚火浮所表现的子病及母证候,治宜补土泻火。方用四君子汤、封髓丹、导赤散合方加味。处方:

南沙参 15 g,炒白术 10 g,茯苓 10 g,炒黄柏 10 g,山药 10 g,砂仁(后下) 6 g,连翘 10 g,苍术 9 g,生地 10 g,木通 9 g,甘草 3 g。

共 7 剂,温水煎服,每日 3 次,凉水送服。

二诊(2018 年 3 月 7 日) 服上药 1 月余后,口腔热感及疼痛减轻,无新增溃疡点,食欲改善,大便稍稀溏,日行 1～2 次,舌尖稍红,苔黄少绛,脉细数。

守方加:荷叶 6 g,夏枯草 10 g。

清肝降火,续服 5 剂。

三诊(2018 年 3 月 26 日) 服上药半月余后,口腔及舌体溃疡明显好转,纳食神疲改善,大便质软,每日一行,小便正常,舌微红,苔中微黄,脉细缓,但自觉手心微微发热汗出。

守二诊方改南沙参 20 g,加用甘草 6 g、薏苡仁 15 g。

滋阴生津、健脾利湿,续服 5 剂。

四诊(2018 年 5 月 10 日) 1 月余后复诊查看患者口腔黏膜及舌体无溃疡,手心无发热汗出,睡眠及二便正常,舌脉平和,病逐告愈。〔黄敏,杨传经,陈云志.戴永生从土虚火浮辨治复发性口疮经验[J].辽宁中医杂志,47(3):53-55.〕

十二、李佃贵案

患者,男,35 岁。

初诊(2018 年 2 月 25 日) 患者主因口腔溃疡间断发作 1 年余,1 个月

第六章　历代医案

发作1~2次,刻下症:患者左侧口腔及舌下分别可见大小约绿豆样大小溃疡,色黄,局部灼热疼痛,边缘鲜红,伴胃脘部灼热疼痛,反酸,自觉口中异味,口干,咽干,易饥,心烦,夜寐欠安,大便秘结,舌红苔黄,脉弦滑数。西医诊断:口腔溃疡。中医诊断:口疮病。证属浊毒蕴结,胃火炽盛。治宜化浊清胃,泻火解毒。处方:

半枝莲12 g,半边莲12 g,白花蛇舌草15 g,百合12 g,黄连9 g,黄芩12 g,黄柏12 g,栀子9 g,淡豆豉12 g,牡蛎15 g,海螵蛸15 g,浙贝母15 g,佩兰12 g,白芷12 g,甘草6 g。

7剂,每日1剂,水煎取汁300 mL,分早晚2次温服,嘱患者节饮食,调情志,适运动。

二诊(2018年3月2日) 患者诉口腔溃疡局部灼热感缓解,胃脘部灼热减轻,仍有口干、咽干,口中异味缓解,易饥感减轻,夜寐好转,大便每日1~2行,成形,舌红苔薄黄,脉弦数。

于初诊基础上去白花蛇舌草、佩兰,加白芍12 g、芦根15 g、天花粉12 g、生地12 g。

15剂。

三诊(2018年3月18日) 患者诉口疮已愈合,服药期间无新发口疮,无明显胃脘部灼热,无口干、咽干,无口中异味,但偶有神疲、乏力,食欲可,夜寐可,舌红苔薄黄,脉沉弦,分析其病因,现患者浊毒炽盛已去,但中焦脾胃功能减退,生化乏源,因此治以健脾化浊解毒。处方:

百合12 g,乌药9 g,当归12 g,炒白术15 g,陈皮9 g,太子参12 g,砂仁12 g(后下),麸炒山药12 g,茯苓12 g,甘草6 g。

15剂。后随访6个月,未见复发。

【按】综上所论,口腔溃疡是临床常见病,现代医学对其无特异性疗法,临床疗效不甚满意,李佃贵在临床实践中,深刻理解到"运气不济,古今异轨,古方新病,不相能也"的含义,因此在总结前人经验的基础上并结合临床实践,提出从浊毒论治口腔溃疡,他认为浊毒既是一种致病因素,也是一种病理产物,《格致余论》曰"或因忧郁,或因厚味,或因无汗,或因补剂,气腾血沸,清化为浊",浊毒即可外感又可内生,外感毒邪或浊毒内蕴,毒热蒸腾上炎,热盛则肉腐,则可见口疮,浊毒其性黏滞,致病则见病程缠绵反复难愈。浊毒致病,因其病程、病位之不同,在口腔溃疡的发生发展过程中又可划分为四大证型。辨证论治是中医理论体系的主要特点,是中医学认识疾病和处理疾病的基本原则,李佃贵通过中医学的辨证论治理论,从浊毒论治口腔溃疡,认识口腔溃疡的发生发展,并且确立相应治则和治法,取得了良好的疗效。〔章蒙,等. 李佃贵教授从浊毒论治口腔溃疡经验[J]. 时珍国医国药,2020,31(3):726 - 727.〕

十三、郑日新案

某患儿,男,13岁。安徽中医药大学第一附属医院流派示范门诊。

初诊(2019年8月24日) 口疮反复发作3年余。刻下患处灼痛,饮食加重,口干渴饮,见左侧口角区溃疡4个,较大约0.3 cm×0.3 cm,周围黏膜发红,舌尖红,苔薄,脉细数。治以益气养阴,清热泻火为主。方拟封髓丹、三才丸、交泰丸加减。处方:

黄芪25 g,党参20 g,茯苓12 g,砂仁7 g,甘草10 g,肉桂4 g,生地25 g,天冬10 g,麦冬10 g,玄参10 g,牡丹皮10 g,赤芍10 g,黄柏10 g,黄连6 g。

7剂,水煎分服。外用:雄黄、蒲黄、薄荷、冰片、黄柏、煅石膏等研磨外敷。服用后溃疡明显减轻。

二诊(2019年10月19日) 服药20剂以后,至今未出现新的口疮。〔朱玲,郑日新,钱雅琴. 郑日新治疗口疮经验拾零[J]. 中医药临床杂志,2021,33(4):4.〕

十四、王庆国案

患者甲,女,59岁。

初诊(2018年8月27日) 口疮数月,反复发作,微恶风寒,口苦,口干多饮,大便黏滞不下,偶有耳鸣,烦躁心悸,入睡难,脱发,舌红,苔微黄腻,脉弦数。西医诊断:复发性口腔溃疡。中医诊断:口疮。证属太少不和,阴虚火旺。治以调和太少,泻火坚阴。方以柴胡桂枝汤合封髓丹加减,处方:

炒黄柏10 g,砂仁6 g,龟甲10 g,柴胡10 g,炒黄芩10 g,法半夏15 g,桂枝10 g,白芍10 g,党参10 g,炙甘草30 g,大枣30 g,茯苓30 g,枳实15 g,白术30 g,淫羊藿10 g,当归15 g,桑椹15 g,浮小麦50 g,连翘35 g,黄芪10 g。

7剂,每日1剂,水煎分早晚2次口服。

二诊(2018年9月3日)　口腔溃疡好转,舌淡苔黄腻。

前方加制何首乌15 g,藿香10 g,陈皮10 g。

7剂,水煎服,每日1剂,早晚分服。

三诊(2018年9月10日)　口腔溃疡消失,后随访半年,未有再犯。

【按】本案患者有微恶风寒之症,可知风寒之邪袭表,尚有太阳表邪未解,然随后又见口苦、口干、耳鸣、心悸心烦等一派少阳郁热之象,可知患者由于太阳表邪未解,循经入里化热,致太少合病,故治之以柴胡桂枝汤调和太少;郁遏少阳之邪热循经上蒸于口则致口疮反复发作,且热邪最易伤阴,故还须配伍泻火坚阴之封髓丹治之。封髓丹出自清代医家郑钦安《医理真传》,由黄柏、砂仁和甘草三味药组成,方中黄柏味苦,性寒,归肾、膀胱经,有清热燥湿、泻火除蒸之意;甘草调和上下,又能伏火,黄柏之苦和甘草之甘,苦甘能化阴以补阴虚,砂仁之辛,合甘草之甘,辛甘能化阳,阴阳化合,阴阳上下相合,则水火既济,心肾相交。王庆国强调,临证若见患者舌尖处口疮甚,则为心火旺盛之象,此时选用封髓丹水火既济、心肾相交,定能效如桴鼓。此外患者伴有便溏,苔腻等脾虚内湿之象,故加入茯苓、枳实和白术等健脾行气燥湿之品;且患者偶有心悸失眠等症,故加入黄芪、仙鹤草、当归、浮小麦等补心敛心,心烦则配以连翘清心火。脱发则以桑椹滋补肾阴为治。诸药相合,使太少调和,则诸症自平。〔任北大,纪雯婷,杜欣,等.王庆国教授治疗口腔溃疡经验撷菁[J].中医临床研究,2020,12(27):3.〕

十五、董幼祺案

患儿某,男,8岁。

初诊(2017年11月20日)　患儿口腔溃疡,反复发作已有2年余,曾用中西药物治疗,效果不显,现口腔黏膜、舌边数个溃疡,色淡红感痛,精神不振,面色不华,时感畏寒,纳谷不香,大便松软,舌淡红苔薄白。西医诊断:口腔溃疡;中医诊断:口疮(脾肾阳虚证)。治拟温土敛火。处方:

细辛1.5 g,淡干姜2 g,淡附片5 g,炒白术10 g,生甘草3 g,熟地12 g,党参5 g,肉桂3 g(后下)。

5剂,每日1剂,常规煎法,煎出200 mL,分3次饭后温服。

二诊(2017年11月25日)　口溃渐平,面色稍润,纳谷稍动,大便仍松

散,舌淡苔白,再以温阳。处方:

党参6g,淡干姜2g,淡附片5g,炒白术10g,生甘草3g,熟地12g,肉桂3g(后下),炒怀山药10g。

5剂,煎服同前。

三诊(2017年11月30日) 溃疡已平,面色转润,舌净纳可,二便亦调,再以原法巩固。处方:

党参6g,淡干姜2g,淡附片5g,炒白术10g,生甘草3g,茯苓10g,怀山药10g,炒谷芽10g。

7剂,煎服同前。药后口溃未发,若是调治月余,随访1年,未再复发。

【按】该患儿口疮复发多年,病程迁延,久治难愈,又症见面色不华,时感畏寒,纳谷不香,大便松软,舌淡红苔薄白等,此乃脾肾阳虚之象,无根之火上浮所致,故予以温土敛火法以引火归原。方取附子理中汤之意温中补阳;加细辛、肉桂以助散寒补阳;熟地滋阴,寓阴阳互济之义;生甘草调和诸药。二诊时口溃渐平,面色稍润,纳谷亦动,唯大便仍松散,脾虚未复也,故原方加党参、炒怀山药以补脾气之不足。三诊时溃疡已平,面色转润,继以原法巩固。〔郑含笑,等.董幼祺运用五脏证治法治疗儿科疾病的临床经验[J].中华中医药杂志,2020,35(6):2731-2734.〕

十六、李乾构案

王某,男,30岁。

初诊(2001年9月2日) 反复发作口腔溃疡2年余,间断服用维生素B、中药等效果不明显。查口腔内多处溃疡,尤以舌下、舌尖处溃疡为多,口苦,心烦,寐差,舌红苔薄黄,脉略数。证属心火亢盛。治以清泻心火为主。药用:

玄参15g,生地、麦冬、白及、白芷、栀子、淡豆豉、竹叶各10g。

二诊(2001年9月9日) 口服7剂后,口腔溃疡已愈大半,心烦、寐差好转。

前方去竹叶、栀子,淡豆豉减为5g,继服7剂后,溃疡痊愈,余症消失,随访半年未复发。

【原文按】口疮目前病因不明,现代医学认为与自身免疫有关。《寿世保元·口舌篇》中有“口疮连年不愈者,此虚火也”之谓,《圣济总录》也云:“口舌生疮者,心脾经湿热所致也。”方中玄参、生地、麦冬清热凉血,养阴生津,玄参还有泻火解毒之效。白及收敛止血,消肿生肌,《本草求真》中谓"此药涩中有散,补中有破,故书又载去腐,逐瘀,生新"。白芷为辛温解表药,且有消肿止痛、排脓之效;丹参活血调经、祛瘀止痛、凉血消痈、除烦安神,《日华子本草》谓其"排脓止痛,生肌长肉;破宿血,生新血"。淡豆豉宣散郁热,栀子苦寒清降,清泻三焦火邪,清心除烦,清肺止痛。二药相伍,为《伤寒论》名方栀子豉汤。竹叶清心火,利小便,使心火下移,从小便而清。诸药配伍,清热养阴,活血生肌,故疗效较好。(《古今中医名家皮肤病医案荟萃》)

十七、张智龙案

案1 患者,女,58岁。

初诊 诉2个月前因感冒后出现咽痛,渐致舌痛,于当地医院服中药治疗后未见明显改善。来诊时患者舌咽部灼痛,伴有口干,舌下近舌尖处有1cm×1cm的口腔溃疡,腹胀,反酸,嗳气,两胁肋胀满,舌红、苔薄,脉细数。诊断:口疮,心火亢盛证。治则:清心泻火,消肿止痛。采用导赤散合逍遥散加减,处方:

生地黄20g,木通10g,滑石粉(包煎)20g,淡竹叶10g,生甘草梢6g,黄连15g,柴胡15g,赤芍20g,当归20g,茯苓15g,炒白术15g,薄荷10g(后下)。

酌加海螵蛸15g,煅瓦楞子15g。

二诊 患者经治1周后,口疮、反酸、嗳气之症消失,舌痛、咽痛、口干之症较前好转,偶有腹胀及两胁肋胀满,舌淡红、苔薄白,脉沉细。

前方去煅瓦楞子、黄连,加枳壳15g。以增强疏肝行气之力。续服药7剂后,诸症痊愈。

【按】 本病病位在舌尖,疮疡、溃烂、疼痛乃心火上炎所致。舌为心之苗,心开窍于舌,且诸痛痒疮,皆属于心,故对于口舌之疾可从心论治。子病及母,心火上炎,则导致肝失疏泄而出现腹胀、反酸及胁肋胀满之症;母病及子,心经热盛导致脾失健运,胃气上逆,则嗳气;热盛伤津,津不上承,则口干;舌脉亦为热盛之象。故治当以清心泻火,兼以疏肝健脾为法,方用导赤散加减。本方君以咸甘寒之生地软之、补之,苦寒之木通清之。生地甘寒而润,入心肾经,滋肾养阴以制心火;木通茎形态中空,故善于通利水道,苦寒而淡,入心与小肠经,上清心经之热,下泻小肠之火,导心经之热从小肠而出,二药相配,滋阴制火而不恋邪,利水通淋而不伤阴。臣以甘淡之淡竹叶泻之,淡竹叶甘淡微寒,清上导下,清心泻火,淡渗利尿而导心火下行。使以甘味之生甘草梢泻之。生甘草梢既可清热解毒,又可调和诸药,防木通、生地之寒凉伤胃。诸药合用,清上滋下,使水火既济,共奏清心利水养阴之效。本方取其平之义,以平和心脏,清心利水养阴,一方面壮水以制火,另一方面依据阴经实证泻在阳经之原则,导心经之热从小肠而去,补泻兼施,标本兼治。

案2 患者,女,25岁。

2个月前出现舌疮,疮面0.5 cm×1 cm数处,多结于舌边下,疼痛日甚,且严重影响睡眠,并伴有纳呆、便溏,半年前因学习紧张而致脱发,脱发呈片状,余留头发较少且稀疏,舌暗红、苔黄腻,脉沉滑。诊断:口疮,湿热内蕴证。治则:清利湿热,分消走泄。治疗选用蒿芩清胆汤加减,处方:

清半夏15 g,竹茹10 g,黄芩10 g,青蒿20 g,滑石10 g,青黛5 g,茯苓20 g,厚朴10 g,当归20 g,泽泻20 g,陈皮10 g,杏仁10 g,川芎15 g,车前子30 g(包煎),枳壳10 g,炙甘草15 g。

患者服药2剂后,舌疮疼痛消失,能安然入睡,诊其舌疮深度范围缩小,且头发生出毛绒状而色白,舌淡红、苔薄黄,脉沉。继以本方治疗1个月后,舌疮消失,头发长出一层层白绒发。前方去厚朴、泽泻、杏仁、车前子,加赤芍15 g,党参10 g,炒白术15 g,何首乌20 g以健脾生精养血。治疗月余后,患者发黑如初,诸症全消。

【按】本病病位在舌边下,为少阳湿热内蕴所致。湿盛则木烂,热盛则木枯。湿盛则肉败,热盛则肉腐,加之湿热化生虫毒腐蚀口腔,则口舌生疮;湿热阻滞中焦,纳运失健,升降失常,气机阻滞,则纳呆;湿热下注,阻碍气机,大肠传导失司,则便溏;湿热熏蒸于上,故脱发;舌脉亦为湿热之征象。故治当清利湿热、分消走泄,方用蒿芩清胆汤加减。蒿芩清胆汤是依据三焦气化的特点而设的分消走泄、和解少阳之剂。三焦气化的特点一是寄于胆中以化水谷,二是发于三焦行上下而通行水谷,其既不耐于寒,也不耐于燥,当煦煦常运,以行水谷。若邪扰三焦,必易成湿遏火炽之候。本方君以苦寒之青蒿、黄芩、竹茹以发之,青蒿生苗于二月,得春木升发之令最早,所以入少阳经,又因其气味辛香清透,故能清胆透热,从少阳引邪外出;黄芩味苦,性寒,色青黄,且中空似胆腑;竹茹味甘淡,色青而中空,亦与胆腑相似,二药苦降寒清,清消胆火于内。臣以辛苦温之清半夏、陈皮、枳壳以散之、燥之,清半夏、陈皮、枳壳燥湿化痰、和胃畅中,以恢复脾胃气机之升降。佐以碧玉散清利湿热,引胆火下泻。使以甘淡之茯苓泻之,茯苓淡渗利湿,使湿热从膀胱而出。诸药合用,清透分消,中化痰湿,下利湿热,和解清胆,为治疗湿阻少阳之基本方。本方寒温并举,于清利化湿之中,寓透达清解之法,分消走泄,和解少阳。

案3 患者,男,35岁。

1个月前因与人争执后突发左下眼睑红肿热胀,滴用左氧氟沙星滴眼液治疗,经治后眼睑红肿之势略有缓解,因并发口疮1周而来诊,见疮面0.5 cm×0.5 cm、0.5 cm×0.8 cm两处,结于左颊黏膜,纳可,寐安,便溏,舌红苔黄,脉弦细。诊断:口疮,伏火内郁证。治则:清泻伏火,兼清湿热。方用泻黄散合蒿芩清胆汤加减。处方:

防风30 g,甘草15 g,藿香10 g,石膏30 g,栀子15 g,清半夏15 g,竹茹10 g,黄芩10 g,青蒿20 g,茯苓20 g,枳壳10 g,陈皮10 g,滑石10 g,青黛5 g,泽兰20 g。

患者经1周治疗后,口疮已愈,左下眼睑肿物较前减小,便溏,舌略红苔薄,脉沉细。前方去竹茹、青黛,加党参、炒白术各10 g。患者又经1周治疗后,左下眼睑肿物基本消失,二便调。

【按】本病病位在颊黏膜,如《医学传心录·口疮者脾火之游行》所言:口者,脾之外候也。脾火上行,则口内生疮,故口疮骤起为伏火内郁之象。肝在志为怒,且胞睑为脾所主,大怒则肝气横逆犯脾,脾气不舒,郁而化火,伏火循经上袭胞睑,则眼睑红肿。肝郁脾虚,脾失健运,水湿下流,则便溏;舌脉乃郁热内盛之征象。病起于气郁,甚于伏火,故法当以清泻伏火、清利湿热、分消走泄,方用泻黄散加减化裁。泻黄散是基于《素问·至真要大论》中"火淫于内,治以咸冷,佐以苦辛,以酸收之,以苦发之",及"火郁发之"之说而设的泻脾之剂。君以辛散甘寒质轻之石膏散之清之,石膏纹理,丝丝纵列,无一缕横陈,故可取其寒清之性,清横溢之邪火;又取其辛散之性,透内蕴之郁热,直泻脾火。然脾家伏火与胃家实火不同,伏者,藏而不显也;火者,阳盛有余也。伏火为郁藏之火,乃潜伏酝酿,日久蒸变而成,徒用苦寒直折之品,苦味反助燥,难消郁热;且脾气不振,正虚邪恋,缠绵交织,则郁火得存,故臣以甘温之防风以发之,用辛散芳香之藿香以醒脾,防风为风药中润剂,可发脾家郁火,升散而无助燥之嫌;藿香正中醒脾,脾气充而邪不得藏,亦助防风辛温以疏散伏火。佐以苦寒之栀子以发之泻之,栀子白瓣黄蕊,霜后收之,干则色深红,其白为肺主之色,色红似火热,霜后则具寒凉之性,故可苦寒入肺涤热,无苦味而助燥之弊,然所涤为瘀郁之热,裹肃降之气,使郁热从小便而解。使以甘平之甘草缓之补之,甘草甘缓和中,固护脾胃,和辛散之药助焰之力,祛苦寒之药伤中之嫌。诸药配伍,升散清降,升降相因,寒温并用,疏散发郁之中,合清泻积热之义,散火而无升焰之虞,泻火而无凉遏之弊,醒脾理脾,调护中焦,祛邪而不伤正,为解脾经郁热之良剂。〔张萍.张智龙治疗口疮验案 3 则[J].湖南中医杂志,2020,36(3):2.〕

十八、凌湘力案

夏某,女,77 岁,退休。

初诊(2012 年 7 月 11 日)   因反复口腔溃疡 10 余年,加重 2 日就诊。患者常反复发口腔溃疡,自服清火栀麦片及西药后好转,因溃疡反复影响睡眠,此次患者两侧颊膜见大小不等圆形溃疡,周边绕以红晕,舌质红芒刺,苔薄白,脉象弦细。诊断:口疮,属心脾积热证,治以清热泻火、健脾安神为法。方以导赤散加减。处方:

生地 15 g,木通 10 g,淡竹叶 12 g,甘草 3 g,女贞子 15 g,山药 15 g,炒白术 15 g,合欢皮 15 g。

每日 1 剂。

二诊(2012 年 7 月 16 日)   患者感口腔溃疡减轻,口干口苦,自觉口腔内津液多,时有欲流出感,舌红芒刺,苔薄白,脉弦细。首次服用溃疡好转,口内津液欲流。

在原方加用法半夏、干姜温化水饮,燥湿健脾,服用 7 剂。

三诊(2012 年 7 月 23 日)   患者感口腔溃疡较前减轻,平素情绪不稳,余诸症同前,睡眠无明显改善,舌淡红稍芒刺,苔白,脉弦细。

前方基础上加用香附、郁金理气解郁,并予酸枣仁、夜交藤防苦寒太过,养心安神,连续服用 15 剂,上症基本消失,跟踪随访 3 个月未复发。〔谭芊任,崔峻松,肖政华.凌湘力教授从"火"论治口疮经验撷菁[J].亚太传统医药,2017,13(5):2.〕

十九、张振贤案

周某,男,53岁,机关干部。

初诊(1989年5月27日) 反复出现口疮10余年。疼痛难耐,经服西药好转,但未能根治。诊查口腔黏膜多处可见小溃疡,其色淡黄而白,有脓点,疼痛难忍,进食时尤甚,纳减,口干苦,大便干结,小便黄,舌尖红,苔厚微黄,脉细滑数。给予清疮汤:

太子参15g,砂仁9g,炙甘草、山楂各20g,连翘、黄柏各12g,黄连3g,竹叶、半夏、山药、知母、玄参各10g。

每日1剂,分2次口服。

二诊(1989年5月29日) 2日后复诊,溃疡面明显缩小,疼痛基本消除。复上方3剂,以巩固疗效,随访2年未见复发。

【按】 中医认为,外感邪毒,内伤脏腑化火上蒸,为口腔黏膜溃疡主要致病因素。如胃肠火热上攻,心火上炎,肾阴亏损,虚火上炎等,多寒热虚实夹杂。因此治疗上应着重调理脏腑功能。方中黄连、黄柏、竹叶、连翘清热泻火;太子参、怀山药健脾肾,补气阴;砂仁、半夏和胃降逆;山楂活血消食,酸收敛疮;知母、玄参滋阴降火;炙甘草调和诸药,补中、缓急止痛;诸药合用,具有清热解毒、滋阴降火、健脾和胃之功。表里兼顾,标本兼治,用来治疗口腔黏膜溃疡,疗效比较满意。(《古今中医名家皮肤病医案荟萃》)

二十、魏玮案

案1 唐某,34岁。

初诊 主因口唇、牙龈疼痛溃疡3日,就诊于脾胃病科(消化内科)门诊。患者自诉3日前因饮食辛辣,加之外出旅行舟车劳顿出现口腔溃疡,溃疡布及口腔、牙龈、嘴唇及牙龈,灼热疼痛不能张口。患者就诊时症见溃疡散布于口腔内外侧壁、牙龈、舌边尖部位以及嘴唇,溃疡外围红肿,近3日由于疼痛仅能食用少量流食,纳差,自觉上腹胀满不适,睡眠欠安,小便黄,完谷不化、便溏,舌质红,体胖大,边有齿痕,苔滑腻,左寸关脉数微弦,右关尺脉稍弱。中医诊断:口疮,病寒热错杂证。治则:辛开苦降,消食导滞。治疗:嘱患者忌食辛辣油腻、生冷刺激等食物,调畅情志,以心平气和为度,嘱患者增强与医生之间的配合，严格管理自身饮食、生活及情绪，共同面对疾病。内服治以半夏泻心汤加减，予：

清半夏10g，黄芩10g，黄连8g，干姜10g，太子参30g，炒谷芽30g，炒麦芽30g，鸡内金18g，生姜6片（1元硬币厚薄、大小），红枣10g。

外用治以吴茱萸粉3g，黑醋调糊，外敷贴于双足涌泉穴，每日1次。

二诊　患者3日后复诊，自诉疼痛明显缓解，可适量进食，口疮创面面积明显减小，牙龈处散在小溃疡多数愈合，睡眠及二便恢复正常。内服方于前方基础上加地骨皮30g，6日后口疮痊愈。

【按】饮入于胃，游溢精气，上输于脾，脾气散精，上归于肺。脾主运化水谷，同时，饮食不当亦可影响脾胃气机及运化功能。患者饮食不节、过食辛辣扰乱脾胃升降节律，饮食积滞化火，上炎口唇，引发口疮。加之旅行舟车劳顿，伤及脾阳，脾阳虚则运化无力，出现食少纳呆、上腹胀满等症，阳虚则寒，故见完谷不化、大便溏等症。脾胃升降失常为本病例的内在核心病机，临床症状寒热并见，因此治疗以辛开苦降恢复脾胃升降功能为主，兼顾平调寒热、消食导滞。方用半夏泻心汤加减，方中半夏、干姜为辛开药组，消痞散结，升散脾阳；黄连、黄芩为苦降药组，燥湿清热，疏降胃气；人参、甘草、大枣为甘补药组，顾护中焦之气，全方辛开苦降、寒热并用，补泻兼施。辅以炒谷麦芽、鸡内金消食导滞，助脾胃通顺畅达；吴茱萸贴于涌泉穴引上焦之火归于肾元。复诊时患者症状缓解明显，继用前方，加地骨皮清退余热，巩固疗效。

案2　宗某，男，68岁。

初诊　主因口中溃疡疼痛不能语，伴口臭7日前来就诊。患者7日前因情志不畅出现口腔散在溃疡，进行性加重，不能言语、进食。患者就诊时经其配偶描述，患者平素性情急躁易怒，7日来口腔溃疡灼热疼痛不能开口，口中气味臭秽，食欲差，纳呆，大便秘结，夜尿清长，平均每晚3～4次，夜寐欠安、多梦。查体可见患者口中满布溃疡，边缘红肿，口臭，舌红，苔黄腻，左寸关脉弦数、尺脉沉。中医诊断：口糜病，寒热错杂证。治则：辛开苦降，宁心安神。治疗：嘱患者忌食生冷油腻、辛辣刺激之品，调畅情志，戒骄戒躁，以心平气和为度。内服方以半夏泻心汤加减，予：

清半夏10g，黄芩10g，黄连8g，干姜10g，太子参、炒酸枣仁60g，夜交藤 30 g,火麻仁 60 g,生姜(1 元硬币厚薄、大小)6 片,红枣 10 g。

外用方以吴茱萸粉 3 g,黑醋调糊,外敷贴于双足涌泉穴,每日 1 次。

二诊 患者 6 日后复诊,自诉口臭明显减轻,可适度言语、进食,口疮数量减少,夜寐安,大便正常,夜尿每晚 2 次。内服方于前方基础上加炒苍术 30 g,炒白术 30 g,炒谷芽 30 g,炒麦芽 30 g。

6 日后口疮痊愈。

【按】 患者情志不畅,肝郁化火,火热之邪上灼口唇,故生口疮。木郁则克土,累及脾胃,脾主运化,脾虚则湿生,湿热并见,口疮化而成糜、口气臭秽。脾胃升降失调,脾气不升则纳呆,胃气不降则便秘。加之患者老年男性,肾阳渐衰,阳虚则阴盛,故见夜尿频、尿清长等症。心肾交则水火济,患者性情急躁,酝生心火,加之肾阳不足,水火相离,故见夜寐多梦。该病例有热亦有寒,治疗核心为泄上焦热、温下焦阳,重整脾胃气机。因此治疗选用半夏泻心汤寒热并用,处理肝火盛、肾阳虚的矛盾点,同时升脾降胃,恢复中焦气机。外用吴茱萸引心火下归于肾,加以酸枣仁、忍冬藤养心安神,处理心肾不交的问题,炒酸枣仁、火麻仁等仁类药物润肠通便,使热从大肠出。复诊时症状好转,继用前方,结合舌脉,加炒苍白术、炒谷麦芽健脾燥湿、消食导滞,巩固疗效。〔尹璐.魏玮教授从脾胃论治口疮临证经验[J].中国中西医结合消化杂志,2018,26(12):3.〕

二十一、洪燕珠案

患者某,男,24 岁,未婚。

初诊(2016 年 4 月 28 日) 口舌破溃反复发作 3 年。自述 3 年前因喜食辛辣煎炸刺激性食物而口腔溃疡频发,曾口服维生素、抗生素和黄连上清丸等清热解毒药物,初显效,后无效。近一年来口腔里大片破溃反复发作,溃疡面较大,色淡,周围颜色不红,进食困难。平日寐可,畏寒,四末冷,下肢尤甚,纳差,消化无力,腹胀,大便溏,饮食稍有不慎或遇冷则水样泻,一日多次,口淡,喜热饮,舌质淡胖边有齿痕,苔白滑,脉沉。西医诊断:复发性口腔溃疡。中医诊断:口疮。辨证:脾肾阳虚,寒饮内停。治则:温补脾肾,温阳化饮。小青龙汤合四逆汤加减。处方:

麻黄 10 g,桂枝 12 g,干姜 12 g,细辛 3 g,制附子(先煎)10 g,炙甘草 6 g,

五味子 8 g,白芍 10 g,怀牛膝 15 g,陈皮 12 g,茯苓 20 g,炒白术 20 g。

7 剂,每日 1 剂,水煎服,早晚饭后温服。

二诊(2016 年 5 月 5 日) 诉服药期间旧有的溃疡逐渐愈合,未再新发溃疡,口腔疼痛大减,食欲增加,腹胀减轻,大便略有成形。

继服原方,加补骨脂 10 g,肉豆蔻 10 g。

7 剂,每日 1 剂,水煎服,早晚饭后温服。

三诊(2016 年 5 月 12 日) 诉药后口腔溃疡和腹胀都消失,大便成形,手足变暖。

继服上方 7 剂,巩固疗效。嘱忌食辛辣、煎炸、刺激性食物及生冷寒凉之物,忌吸烟饮酒。随访 1 年未再复发。

【按】患者 3 年前口腔溃疡继发于饮食不节,盖因过食辛辣刺激性食物,属心脾积热,火热上炎之证,适合清热解毒药物,初服之亦见效果。然因患者病情反复,久病体弱,兼之长期服用苦寒药物戕伤阳气,致见畏寒,四末冷,下肢尤甚,纳差,消化无力,腹胀,大便溏,饮食稍有不慎或遇冷则水样泻,一日多次,口淡,喜热饮等脾肾阳虚、寒饮内停的证候表现。阴寒内盛,故服用清热解毒药物无效。阴盛逼浮阳上越,故近 1 年来口腔里大片破溃反复发作,溃疡面较大,色淡,周围颜色不红。舌淡胖边有齿痕为脾肾阳气受损;寒饮凝滞不化,故舌苔白滑;寒饮内伏,浸循日久,其脉见沉,沉主水病。治宜温补脾肾,温阳化饮,故以小青龙汤合四逆汤加减化裁治疗。

如上所述,小青龙汤为《伤寒杂病论》温阳化饮的名方。四逆汤亦为《伤寒杂病论》的名方,主要作用是温中祛寒,回阳救逆,对脾肾阳虚的畏寒肢冷、腹泻便溏等症用之最宜。方中加陈皮、茯苓、白术以助理气健脾、燥湿化痰,牛膝一味导热下行。诸药合用,使脾肾阳气得以振奋,体内寒饮得以温化,浮阳得以导引下行,终使反复发作 3 年的口腔溃疡在不到 1 个月的治疗后得愈。〔洪燕珠,奚胜艳,许家佗,等.从"寒饮"论治复发性口腔溃疡临证体会[J].中华中医药杂志,2020,35(2):3.〕

二十二、屈杰案

张某,男,30 岁。

初诊(2016 年 10 月 25 日) 因进食辛辣食物后,舌根出现溃疡约

0.3 cm×0.3 cm,色稍红,伴疼痛,曾服用黄连解毒片,外用锡类散未见效,舌脉无异常,无其他不适。发病2周,溃疡无自愈之象,从气虚不能托毒外出论治,拟补中益气汤加减。

黄芪30 g,升麻6 g,柴胡6 g,防风6 g,当归10 g,党参10 g,炒白术10 g,黄连3 g,栀子4 g,黄柏6 g,生甘草6 g,大枣2枚。

2剂水煎服,每日150 mL,服后1日疼痛减轻,2日后疼痛消失,溃疡面愈合。(《十年岐黄路·屈杰医案》)

参考文献

［1］王肯堂.证治准绳［M］.北京：人民卫生出版社，1991.

［2］何文彬,谭一松.素问［M］.北京：中国医药科技出版社，1998.

［3］戴起宗.脉诀刊误集解［M］.北京：中国中医药出版社，2016.

［4］巢元方.诸病源候论［M］.沈阳：辽宁科学技术出版社，1997.

［5］王焘.外台秘要［M］.北京：人民卫生出版社，1955.

［6］王怀隐.太平圣惠方［M］.北京：人民卫生出版社，1958.

［7］赵佶.圣济总录：上［M］.北京：人民卫生出版社，1962.

［8］周仲瑛,于文明.中医古籍珍本集成 方书卷 仁斋直指方论［M］.长沙：湖南科学技术出版
社，2014.

［9］朱震亨.丹溪心法［M］.北京：中国医药科技出版社，2020.

［10］小儿卫生总微论方［M］.吴康健点校.北京：人民卫生出版社，1990.

［11］薛己.口齿类要［M］.北京：人民卫生出版社，2006.

［12］徐春甫.古今医统大全：上［M］.北京：人民卫生出版社，1991.

［13］吴崑.医方考［M］.北京：中国中医药出版社，2007.

［14］龚廷贤.万病回春［M］.北京：中国中医药出版社，2019.

［15］骆龙吉.增补内经拾遗方论［M］.上海：上海科学技术出版社，1958.

［16］龚廷贤.寿世保元［M］.北京：中国中医药出版社，1993.

［17］陈复正.幼幼集成［M］.上海：上海科学技术出版社，1962.

［18］徐德铣.外科选要［M］.北京：中国中医药出版社，1996.

［19］高秉钧.疡科心得集［M］.北京：中国中医药出版社，2000.

［20］庆云阁.医学摘粹［M］.上海：上海科学技术出版社，1983.

［21］李东垣.脾胃论［M］.北京：中国中医药出版社，2007.

［22］戴原礼.秘传证治要诀［M］.北京：人民卫生出版社，2006.

［23］张介宾.景岳全书［M］.北京：中国中医药出版社，1994.

［24］尤怡.尤在泾医学四书：伤寒贯珠集、金匮要略心典、医学读书记、静香楼医案［M］.太原：
山西科学技术出版社，2008.

［25］陈实功.外科正宗［M］.天津：天津科学技术出版社，1993.

［26］吴谦.医宗金鉴［M］.沈阳：辽宁科学技术出版社，1997.

［27］齐秉慧.齐氏医案［M］.北京：中国中医药出版社，1997.

［28］程杏轩.医述：16卷［M］.合肥：安徽科学技术出版社，1983.

［29］屠庆祝,孙玉晖,万晓云.脾胃病外治法［M］.济南：济南出版社，2018.

［30］吴宁澜.保婴易知录［M］.上海：上海科学技术出版社，2000.

［31］孙思邈.千金翼方［M］.北京：人民卫生出版社，1955.

［32］张子和.儒门事亲［M］.上海：上海科学技术出版社，1959.

［33］曾世荣.活幼心书［M］.北京：中国中医药出版社，2016.

［34］瞿天万.万氏秘传片玉心书：卷5［M］.顺治甲午(1654).

［35］赵献可.医贯［M］.北京：人民卫生出版社，1982.

［36］孟介石.幼科直言［M］.上海：大东书局，民国二十五(1936).

［37］尤怡.医学读书记［M］.北京：中国医药科技出版社，2019.

［38］徐灵胎. 医贯·医贯砭［M］. 北京：人民卫生出版社，2017.

［39］尤怡. 金匮翼［M］. 北京：中医古籍出版社，2003.

［40］沈金鳌. 杂病源流犀烛［M］. 北京：中国中医药出版社，1994.

［41］罗国纲. 罗氏会约医镜［M］. 北京：中国中医药出版社，2015.

［42］高秉钧. 疡科心得集［M］. 北京：中国中医药出版社，2000.

［43］清邹澍. 本经序疏要［M］. 上海：上海卫生出版社，1957.

［44］王肯堂. 王肯堂医学全书：郁冈斋医学笔麈［M］. 北京：中国中医药出版社，1999.

［45］虚白主人. 救生集［M］. 北京：中医古籍出版社，1994.

［46］湖北中医学院. 伤寒论［M］. 北京：人民卫生出版社，1978.

［47］刘昉. 幼幼新书［M］. 北京：人民卫生出版社，1987.

［48］太平惠民和剂局. 太平惠民和剂局方［M］. 北京：人民卫生出版社，1985.

［49］董宿. 奇效良方［M］. 北京：中国中医药出版社，1995.

［50］万全. 万氏秘传片玉心书［M］. 武汉：湖北人民出版社，1981.

［51］张时彻. 摄生众妙方［M］. 北京：中医古籍出版社，1994.

［52］武之望. 济阴济阳纲目［M］. 北京：中国中医药出版社，1996.

［53］秦景明. 症因脉治［M］. 上海：上海科学技术出版社，1990.

［54］龚自璋. 家用良方［M］. 北京：中医古籍出版社，1988.

［55］寿世新编［M］. 北京：北京科学技术出版社，2022.

［56］国家药典委员会编. 中国药典2000年版：一部［M］. 北京：化学工业出版社，2000.

［57］危亦林. 世医得效方［M］. 北京：中国中医药出版社，1996.

［58］严用和. 重订严氏济生方［M］. 北京：人民卫生出版社，1980.

［59］朱橚. 普济方［M］. 北京：人民卫生出版社，1959.

［60］李明珍. 本草纲目［M］. 北京：人民卫生出版社，1977.

［61］骆龙吉. 增补内经拾遗方论［M］. 北京：学苑出版社，2011.

［62］缪仲淳. 本草单方［M］. 北京：学苑出版社，1999.

［63］青浦诸君子. 寿世编［M］. 北京：中医古籍出版社，1986.

［64］张锐. 鸡峰普济方［M］. 上海：上海科学技术出版社，1987.

［65］邹存淦. 外治寿世方［M］. 北京：中国中医药出版社，1992.

［66］程运乾. 中医皮肤病学简编［M］. 西安：陕西科学技术出版社，1982.

［67］贾六金. 古今特效单验方［M］. 北京：中国中医药出版社，2018.

［68］杨蕴祥，刘翠荣. 古今名方［M］. 郑州：河南科学技术出版社，1983.

［69］卫生部中医研究院，广安门医院皮肤科. 朱仁康临床经验集［M］. 1977.

［70］李敏. 图解妙方大全［M］. 北京：中医古籍出版社，2018.

［71］熊宗立. 名方类证医书大全［M］. 北京：中国中医药出版社，2015.

［72］刘强，王维澎. 名老中医医话［M］. 北京：科学技术文献出版社，1985.

［73］祁坤. 外科大成［M］. 上海：科技卫生出版社，1958.

［74］戴永生. 中医五行研究及临床应用［M］. 贵阳：贵州科技出版社，2016.

［75］罗天益. 中国古医籍整理丛书：医案医话医论·罗谦甫治验案［M］. 北京：中国中医药出版社，2015.

［76］郭鉴. 海外回归中医古籍善本集萃（24）：医方集略、本草备要［M］. 北京：中医古籍出版社，2005.

［77］江瓘. 名医类案［M］. 北京：人民卫生出版社，1957.

［78］沈璠. 医案医话医论·沈氏医案［M］. 北京：中国中医药出版社，2016.

［79］朱费元. 临证一得方［M］. 上海：上海科学技术出版社，2004.

［80］陆养愚，陆肖愚，陆祖愚. 陆氏三世医验［M］. 北京：中国中医药出版社，2011.

[81] 盱江,邹五峰.外科真诠[M].北京：中国中医药出版社,2016.

[82] 王孟英.王氏医案绎注[M].北京：商务印书馆,1957.

[83] 刘金方.临症经应录[M].上海：上海科学技术出版社,2004.

[84] 徐守愚.医案梦记：下[M].光绪二十三年(1897).

[85] 龚丽娟.吴门曹氏三代医验集评按[M].北京：中国中医药出版社,2013.

[86] 丁甘仁.丁甘仁医案续编[M].上海：上海科学技术出版社,1989.

[87] 曹颖甫.经方实验录[M].福州：福建科学技术出版社,2004.

[88] 周小农.周小农医案[M].上海：上海科学技术出版社,2001.

[89] 孔伯华.孔伯华医集[M].北京：北京出版社,1988.

[90] 柳学洙.医林锥指[M].北京：中国中医药出版社,2013.

[91] 贺兴东,翁维良,姚乃礼,孙光荣.当代名老中医典型医案集[M].北京：人民卫生出版社,
2014.

[92] 贾素庆.胡斌临床经验集[M].杭州：浙江科学技术出版社,2018.

[93] 韩世荣,闫小宁.古今中医名家皮肤病医案荟萃[M].西安：陕西科学技术出版社,2017.

参考文献